SHODENSHA
SHINSHO

この「食べ合わせ」が、がんにならない

白鳥早奈英

JN138803

祥伝社新書

まえがき

現在、日本人の2人に1人ががんになり、3人に1人ががんで死亡する時代を迎えており、平成27年の1年間にがんと診断された人は96万5千人です。しかも、がんの死亡率は年々確実に増え続けています。女性は乳がんが第1位、男性は胃がんが第1位です。

すべての病気の原因の多くが、ストレスと食生活とされていますので、本書では、食生活に関して紹介していきたいと考えています。

がんの遺伝の影響は、約20%と言われていますので、このほかの80%のうちの大きな原因は、とりもなおさず食生活や環境などにあると思われます。

この本で食に関しては、第三章で、アメリカの「国立がん研究所」が1990年にまとめた「デザイナーズフーズ・ピラミッド」のトップのにんにく、ブロッコリー、玄米、緑茶などといった、がん予防効果のあるものを取り上げ、それらの食材ががんにどのような働きをするのかについて紹介いたします。

第四章では、それぞれの食材の最も効果の上がる食べ方として、「食べ合わせ」を紹介しています。

食べ合わせの相乗効果や相加効果によって、どのような食材効果が得られるのかといったことがおわかりいただけるかと思います。

第五章では、食べ合わせの効果による美味しく食べるメニューを紹介いたします。

皆様の実践を心より期待しております。

平成28年12月

白鳥早奈英《しらとりさなえ》

〈目次〉

第四章 がんを予防する食材の食べ合わせ

第五章 がんが逃げ出す最強の料理20品 127

イラスト・野川いづみ

第一章

がんとは、どのような病気なのか？

かつてがんは不治の病と言われ、罹《かか》ってしまったら亡くなる可能性が高いと考えられていました。今でも怖い病気であるのは間違いありません。医療技術もどんどん進歩していますが、がんになる人は増えているのです。

がんの「死亡率」（人口に占める、がんになって死んだ人の割合）も増えているのですが、これは日本人の高齢化が影響していると考えられています。高齢の人ほど、がんになったら亡くなりやすいからです。

ところで、私たちは何気なく「がん」と言っています。これを漢字で「癌《がん》」と書くこともあります。どちらも同じように思えますが、「がん」と「癌」は厳密には同じではなく、使い分けられることがあります。

「癌」＝「上皮細胞の悪性腫瘍《しゅよう》」に、「悪性の肉腫」や「白血病」なども含んだ幅広い呼び名です。「癌」は、医学的には「上皮細胞由来の悪性腫瘍」のことを指《さ》します。上皮細胞とは、臓器の表面を構成する細胞のことです。

「がん」は「癌」という漢字で示される上皮性の悪性腫瘍はもちろん、白血病や悪性リンパ腫、肉腫、脳腫瘍などもすべてひっくるめて「がん」と呼ぶもの、ということです。それ以外の細胞、骨や筋肉などを構成する細胞にできる腫瘍は「肉腫」と呼びます。

この本では、幅広い呼び名の「がん」について、取り上げます。

がんとは

「がん」は「悪性腫瘍」とほぼ同じ意味です。悪性腫瘍とは悪性の腫瘍であって、「腫瘍」とは、「細胞が勝手に増殖してできた塊《かたまり》」と定義することができます。

人の細胞は60兆ほどありますが、常に分裂を繰《く》り返しています。これによって古いものと入れ替わったり、量が増えて成長したりします。

ある程度規則的に増殖していくのが正常な作用なのですが、これが勝手にどんどん増えていくようになると、異常な状態と言えます。いわば、細胞の暴走ということになります。

この異常な増え方をした細胞が塊になったものが「腫瘍」で、さらにそれが、周辺の組織にどんどん広がっていき、転移して別の場所にも同じことが起きるようになると「悪性」とされます。

これが悪性腫瘍＝がんです。腫瘍のことを「新生物」とも呼ぶことから、がんのことを「悪性新生物」とも呼びます。

がんができると困るのは、身体の中でがん細胞が勝手に増殖していき、その増えた細胞が、本来の役割や機能を果たそうとしなくなることです。そのような細胞が身体の中で広がってしまうと、内臓などの組織が本来の働きができないため、身体中の組織がおかしくなって健康が維持できなくなってしまうのです。

細胞の中には、その設計図とも言える遺伝子がありますが、これがなにかの原因でダメージを受けて壊れてしまうと、ミスコピーのように、異常な細胞分裂が起こるのです。

ミスコピー（がんの発生）が起こるような遺伝子のダメージの原因は、さまざまにあります。

ごくあたりまえの生活をしているだけでも、自然に遺伝子が傷つくことがあります。けれども遺伝子が傷ついたからといって、ただちにがん化するわけでもありません。がんについて、すべてのメカニズムが解明されているわけではないので、完全に予防することなどはまだできないのです。

転移

がんの何が怖《こわ》いのかといえば、もともとがんのあった臓器から体内のほかの場所へ移る「転移」です。小さいがんであっても、転移があれば、正常な細胞に影響して生命を脅《おびや》かすことがあります。

転移の仕方には2通りあります。1つは、胃も大腸も壁のそばに「リンパ節」という関所のようなものがあるのですが、その関所へ移ってしまう「リンパ節転移」です。この転移の場合は、胃や腸とリンパ節とを一緒に取る手術をすれば対処できる可能性があります。

そして、もう1つは、血管にがん細胞が入り込んで、もともとがんがあった臓器とは離れたところへ飛んでいく転移で、専門用語では「遠隔転移」と呼びます。

大腸がんの場合には、肝臓、肺、脳、骨髄への遠隔転移がよく起こります。この遠隔転移があってからがんが見つかると、手術が難しいことが多いので、抗がん剤や放射線照射による延命治療が行なわれます。

転移が肝臓や肺だけの患者さんには、もともとがんが発生した腸の一部分と肝臓へ転移した部分を取る手術が行なわれることがあります。こうした手術でがんを取り除くことができた患者さんの中には、長期生存を果たして、活躍されている方もおられます。

●がんの進行

私たちの体の細胞は、毎日、多くの細胞が寿命を終えて、古い細胞は新しくコピーされた細胞と入れ替わっています。このときにコピーがうまくいかず、ミスコピーが起こる場合があります。60兆個もの細胞の一部からたまたま生まれるミスコピー。これがじつは、がん細胞のはじまりなのです。

がんの初期症状

がんを早期発見するためには初期症状を知ることが大切ですが、がんにより症状が違います。多くのがんに共通する症状を紹介しますと、

・全身にしこりが出る
・出血が見られる
・便の色が異常
・血尿
・貧血、めまい
・体重の減少

などが挙げられます。

がん細胞は毎日作られている

細胞のミスコピーは、常に私たちの体の中で四六時中起こっていることで、毎日だいたい3000～5000個のがん細胞が私たちの体の中で新たにできていると考え

られています。

このような状況のもとで実際にがんが発症するのは、65歳以下では10人に1人、74歳以下では5人に1人です。その他の人たちががんにならないのは、体内にできたミスコピーは、白血球の一種によって消去されるからです。

しかし、ミスコピーされた細胞が残ることもあります。

1個のがん細胞は、2個、4個、8個、16個と倍の数で分裂していきます。正常な細胞は適正なところで増殖をやめますが、がん細胞は、正常細胞と違って増殖をやめません。これがまたたく間《ま》に10億個ほどになり、がんの塊もレントゲンやCTスキャンや内視鏡でも見つけられるようになり、初めて患者さんに「がん」の告知がされます。

ミスコピーが起こる原因としては、白血球が処理できないくらいにミスコピーができてしまうことと、免疫力が落ちてしまって、白血球がうまく処理できない状態などが考えられます。

増殖したがん細胞は正常な細胞を壊します。

たとえば肺がんなら、増殖したがん細胞が肺の細胞を壊し、呼吸機能を停止させます。当然、呼吸機能がなくなれば人間は死にます。肝臓や腎臓でも同じメカニズムで機能しなくなり、これが続けば死につながります。子宮がんなど直接には命に影響のない臓器でも、他の臓器などに転移して全身へと広がっていきます。

高齢やストレスなどの要因で、がん細胞は増えていき大きく成長します。

がん細胞は、周囲の正常な細胞から栄養を吸収して破壊し、どんどん大きくなっていくのです。

はじめは内臓や皮膚などの表層部分にあったがん細胞が、正常な細胞を飲み込みながら皮膚の内部や内臓の奥へと、じわじわと広がっていきます。この状態を〝浸潤《しんじゅん》〟と言います。

怖い転移

〝浸潤〟が進むと、臓器の壁を破ってがん細胞は外へ飛び出していきます。そして、別の臓器や器官にくっついて、そこでも増殖を始めます。そしてふたたび、壁を破って外に出ていき、次々と臓器や器官への増殖を続けていきます。

〝浸潤〟を続けるがん細胞が血管やリンパと出会ったとき、血管やリンパの中に入り込んで、血流やリンパの流れに乗って移動することがあります。

血液は肺で酸素を受け取り、心臓から全身を巡って心臓に戻る、ということを繰り返しているので、がん細胞は全身を巡ることになってしまいます。

リンパも全身を巡っていますので、がん細胞はリンパに乗って全身を巡ります。その結果、肺や、肝臓や脳などにがん細胞が行きわたって、それぞれの臓器で、増殖することになります。こうして、がんが全身に転移してしまいます。

●活性酸素とがん

活性酸素については、今から50年以上前に米国の生化学者フリードリッヒ博士によって解明され、その後世界各国で研究が行なわれてきました。

その結果、人の病気に活性酸素が関与していることが明白になりました。今や病気の90％は活性酸素が原因だということが判明したのです。残りの10％は風邪やエイズ、結核などの菌が体内に入って起こる感染症です。

人は空気を吸って、体内に酸素を取り入れています。その酸素を使って食物を体内で代謝させることによって、エネルギーを作り出しているのです。その役割を果たしているのが細胞内のミトコンドリアです。

ミトコンドリアが酸素の新陳代謝によりエネルギーを作り出すときに、酸素の一部が活性酸素になります。この過程で吸った酸素の2～3％が体内で電子の欠けた悪い酸素になります。これが「活性酸素」と言われている酸素なのです。

活性酸素は大変攻撃的な、性格の激しい酸素なのです。

この活性酸素は、正常な酸素から電子を奪い取ります。するとこの奪い取られた酸素もまた活性酸素になってしまい、他の正常な酸素を攻撃し電子を奪い取りにいくのです。こうしてどんどん連鎖反応を起こして、一気に増えていきます。そして、細胞を酸化させていきます。

私たちの体は60兆個の細胞から成り立っています。ですから、この1つ1つの細胞が酸素を使って栄養を代謝するたびに、活性酸素を発生させているということになります。ということは、人間は生きている限り、活性酸素から逃れることはできないということです。

活性酸素の種類

活性酸素には、以下のような4つの種類があります。

① スーパーオキサイドラジカル

最も一般的な活性酸素で、体内で最初に生成されます。活性酸素の中では代表的存在です。

この活性酸素は体の中の細胞内でミトコンドリアが酸素からエネルギーを作るときに生成されるので、私たちが呼吸をしている限り、この活性酸素の発生を避けることはできません。

放っておくと細胞を傷つけたり破壊したりして、生体に大きな損害をもたらすことになります。また、白血球が体内に侵入してきた細菌などを殺すときの武器にもなるため、このとき大量発生します。

②　過酸化水素

きわめて不安定な性格をしており、ひじょうに強い毒性をもっています。

過酸化水素は「オキシドール」とも呼ばれています。「オキシフル」という商品名の消毒剤として販売されています。

③　一重項酸素

悪質で、反応性が強く次々と他の活性酸素に姿を変えてゆく性質をもっています。

一重項酸素は、放射線（X線）や紫外線が皮膚にあたると、皮下組織で大量に発生し、皮膚がん等を引き起こすひじょうに怖い活性酸素で、肌の大敵です。

④　ハイドロキシラジカル

過酸化水素水を半分にしたような化合物で、この活性酸素は最も酸化力が強く、このハイドロキシラジカルが多くなると、人は高い確率で死亡すると言われています。

細胞が酸化される

細胞は、不飽和脂肪酸という脂肪の膜《まく》で覆《おお》われています。この細胞膜が活性酸素によって酸化され、有害物質である過酸化脂質に変わります。

〝酸化される〟ということは、たとえば、天ぷら油を使った後、そのまま放っておくと、その油は日が経《た》つにつれ、粘りがでたり黄色く変色してしまいます。これが過酸化脂質なのです。

不飽和脂肪酸が空気中の酸素によって〝酸化〟して〝過酸化脂質〟になるのです。

私たちの体内においても、同じようなことが起こっています。

活性酸素によって体内の細胞膜が過酸化脂質に変わると、それが血管の壁にこびりつき、やがては血管を狭くし、塞《ふさ》いでしまいます。

私たち酸素や栄養は血液によって体の隅々まで運ばれているのです。ですから血管が塞がれてしまうと、酸素が行かなくなって栄養不足になり、各細胞は衰えてしまい、やがては死滅してしまいます。

酸化されるのは血管だけではありません。内蔵のあらゆる器官から皮膚にいたるまで活性酸素による酸化は体のすべてで起こるのです。

がんも活性酸素が原因

細胞の外側を覆っている細胞膜が活性酸素によって過酸化脂質に変化することにより細胞膜自体が破壊されると、活性酸素が細胞内に侵入し核のある「DNA」に直接襲いかかります。

「DNA」は人間を正常な体に構成するために一つ一つ作り上げるための、いわば遺伝子の基《もと》になるものです。この「DNA」が活性酸素に狂わせられて、突然変異の遺伝子を作り出してしまいます。この変異した細胞ががん細胞なのです。

この恐ろしい活性酸素を防ぎ、がんを撃退するためにも、食生活は大きな力となるはずです。

第二章　がん予防と生活習慣

がんは、予防することができる病気です。

がんの原因が明らかにされ、具体的な予防法が開発され、がん予防対策が効果的に実施されれば、がんの発生率と死亡率は確実に下がるでしょう。

これまでの研究から、がんの原因の多くはたばこや飲酒、食事などの日常の生活習慣にかかわるものだとわかっています。

1996年にハーバード大学のがん予防センターから発表されたアメリカ人のがん死亡の原因では、喫煙（30％）、食事（30％）、運動不足（5％）、飲酒（3％）の合計で全体の68％になりました。これらのがん死亡は、生活習慣の見直しによって予防できたものと考えられます。

生活習慣の改善で多くのがんが予防できることについては、日本でも米国と同様です。偏《かたよ》りのない科学的根拠に基づくがん予防法の見極めが、重要な課題となります。

その方法を2011年に、国立がん研究センターがん予防・検診研究センターがまとめた「がんを防ぐための新12か条」が、がん研究振興財団から発表されたものがあります。

なお、この12か条は日本人を対象にした疫学調査や、現時点で妥当な研究方法で明らかにされている証拠を基《もと》にまとめられたものとなっています。

1. たばこは吸わない
2. 他人のたばこの煙をできるだけ避ける
3. お酒はほどほどに
4. バランスのとれた食生活を
5. 塩辛い食品は控えめに
6. 野菜や果物は不足にならないように
7. 適度に運動
8. 適切な体重維持
9. ウイルスや細菌の感染予防と治療
10. 定期的ながん検診を

11. 体の異常に気がついたら、すぐに受診を

12. 正しいがん情報でがんを知ることから

食品や栄養素はバランスよく取り続けることが前提であり、これがいい、あれがいいという情報にいちいち振り回される必要はありません。

がんをはじめとする生活習慣病の予防は、それほど簡単に劇的な効果が期待できる、というものではありません。

毎日食べるもの、毎日することに不健康な偏りがないかどうか習慣を点検し、少しずつ改善し、慣らし、継続するという地道な努力を、ストレスにならない範囲で工夫するというのが、基本的な考え方です。

ほとんど運動習慣がない人が、ある日からいきなり激しい運動をするのは危険です。最終的な目標を決めて、毎週少しずつ時間や量を増やし、体と相談しながら進めることです。歩く、走るだけでなく、水泳やジム、球技など、幅広い候補の中から、自分に合った楽しいと思える運動を見つけることが大事です。また、買い物や通勤経

路を運動量増加の方向で考えるなどの工夫も大切です。

食事もいきなりガラッと変えるのではなく、週単位、月単位の献立の中で回数や量を少しずつ変えてみる。あるいは食べ方を工夫してみることが必要でしょう。

●たばこ

がんとたばこの関係はよく言われることです。特に、肺がんといえばたばこ、と言われています。

国立がん研究センターの1990年から10年間の、喫煙と死亡の関係に関する調査をご紹介いたしましょう。

たばこを吸う人の死亡率は、吸わない人と比べて男性は1・6倍、女性は1・9倍

その内訳はと言いますと、たばこを吸ったことがない人、昔は吸っていたがやめた人、吸っている人の3グループで、10年間の死亡率を比べてみました。

すると、たばこを吸う人の死亡率は、吸ったことがない人と比べて、男性では1・6倍、女性では1・9倍と高いことがわかりました。

死亡原因ごとに見ると、たばこを吸う人の死亡率は、がん（男性1・6倍、女性1・8倍）、心臓病や脳卒中などの循環器疾患（男性1・4倍、女性2・7倍）、その他の死因（男性1・6倍、女性1・4倍）のいずれでも高くなっていました。

一方、たばこをやめた人の死亡率は、全死因、がん、循環器疾患のいずれで見ても、吸ったことがない人との差は認められませんでした。

死亡した男性の5人に1人は、たばこを吸わなければ防げた死亡。

これに関して次のような説明があります。

もし、今回の調査集団に、はじめから一人も喫煙者がいなかったら、10年間の死亡のうち、どれくらいを予防できたのかを推計してみました。すると、たばこを吸う男性で起こった死亡646名中の225名（全死亡1014名中の22%）、たばこを吸う女性で起こった死亡50名中の25名（全死亡500名中の5%）が、予防できたはず、ということになります。

たくさん吸えば吸うほど死亡率は高くなる

これまでに吸ったたばこの総量を「喫煙指数」と言い、**1日の喫煙本数÷20×喫煙年数**であらわします。たとえば、一日20本を20年吸った人なら、喫煙指数は

20÷20×20＝20

になります。

今回の調査では、この喫煙指数が高くなるにつれて、死亡率も高くなる傾向が、男性で認められています。

たばこ自体が健康を害することをあらためて確認

喫煙が、いろいろな病気の危険因子であることは、これまでも国内外で報告されてきました。ところで、たばこを吸う人は、吸わない人と比べて、お酒も飲む人が多く、食生活も不規則であるなど、たばこ以外の生活習慣も不健康な場合があります。

それに対して今回の研究では、喫煙以外の生活習慣についても詳しく調べ、その影響を統計的手法により調整しながらデータ解析を行ないました。そのため、喫煙以外の生活習慣が悪いのではなく、やはり喫煙そのものが健康に悪いことを、より明確にしたという点に特色があります。

今からたばこをやめてもけっして遅くはない

この調査では、たばこをやめた人の死亡率は、もともと吸わない人の死亡率と同程度という結果でした。たばこをやめた人のリスクが、もともと吸わない人と同じところまで下がるのに必要な時間は、病気によって差があります。

肺がんなら20年くらいかかる反面、心筋梗塞なら、やめた直後からはっきりとリスクが下がることが知られています。そのため、喫煙者は、一刻も早くたばこをやめることが、長生きする上で大切です。

今からでもけっして遅くありませんので、ぜひたばこを吸うのをやめましょう。

●お酒

昔から「酒は百薬の長」と言われますが、飲みすぎは多くのがん発生リスクを高めることがわかっています。

ＷＨＯ（世界保健機構）や米国がん研究財団などの研究によれば、お酒によって口腔がん、咽頭がん、喉頭がん、食道がん、肝臓がん、大腸がん、乳がんの発生が高まります。

国立がん研究センターの40～59歳までの男女７万３０００人を対象に、飲酒習慣を１９９０年から２００１年まで追跡調査した、飲酒とがんの発生との関連の分析があります。追跡調査の期間に３５００人が、何らかのがんになりました。

「飲酒量が１日当たり２合以上３合未満では、がんの発生率が１・４倍、３合以上では１・６倍であった」そうです。

お酒と関係のあるがんの中で、影響力が大きい「食道がん」について見てみましょう。

食道がんの特徴は、検診などをきちんと受けていても、なかなか発見されないという点にあります。その理由は、こう考えられます。人間ドックなどで、食道を調べるために行なわれているX線検査では、造影剤を飲み、壁面に腫瘍を示す凹凸があるかどうか調べます。ところが、早期の食道がんは壁面に沿って広がり、凹凸が少ないため造影剤が引っかかりにくく、発見しにくいのです。

食道がんは、食道の近くにリンパ管がたくさん通っているため、ほかの臓器に転移しやすいのも特徴です。

食道と発がん性物質、アセトアルデヒドには危険な関係があります。

アセトアルデヒドはアルコールが肝臓で分解されるときにできる物質で、悪酔いの原因になることが知られています。

アセトアルデヒドは、血管を通って全身に行き渡るものの、健康な人であれば、酵素の働きによって細胞は守られます。食道はこの酵素の働きが弱いため、アセトアルデヒドの集中攻撃を受けやすいのです。

しかし、肝臓はアセトアルデヒドを無害な物質に分解する働きもあるので、お酒を飲んだからといって、必ずアセトアルデヒドによって食道が傷つくわけではありません。

遺伝的に肝臓でのアセトアルデヒドの分解が苦手なタイプの人がいます。アセトアルデヒドには顔の毛細血管を広げる働きもあるため、このタイプの人は、飲むとすぐ顔が赤くなるのが特徴です。

顔が赤くならないのにお酒の弱い人もいます。このタイプの人はアルコールとアセトアルデヒド両方の分解が苦手なのです。顔は赤くならないものの、体内にアセトアルデヒドがずっと残り続けてしまうのです。

食道がんは、自覚症状がない場合も多いのですが、早期の症状として、胸がしみる感じや、ものを飲み込むときの違和感がある場合は、病院で検査を受けましょう。

「大腸がん」については、飲酒習慣がない人に比べて、1日の飲酒量が日本酒に換算して1合以上2合未満では1・4倍、2合以上では2・1倍、大腸がんの発生リスクが高いということです。

「乳がん」については、お酒を飲んだことのない人に比べて、ときどき飲酒する人で1・17倍、1週間の飲酒量が日本酒に換算して7合未満の人で1・06倍、7合以上の人で1・75倍、発生リスクが高いことがわかりました。

●ストレス

日本人の死因のトップのがんも、多くの病気がそうであるように、ストレスによる影響が大きいということがわかっています。過剰なストレスを受けるほど、がん細胞が発生しやすいのです。現代人は、多くのストレスを感じている人が増えていますので事態は深刻です。

ストレスにも「良いストレス」と「悪いストレス」があります。スポーツなどのような良いストレスは、適度の緊張をもたらすため、意欲の向上につながります。「悪いストレス」は、がんの原因になります。

また、ストレスには「精神的ストレス」と「肉体的ストレス」があります。精神的ストレス・肉体的ストレス両方からの圧力によって、がん細胞は生まれ、成長します。

ストレスを受けると、体内に活性酸素が発生します。ストレスを感じると、副腎皮質からコルチゾールという物質が分泌され、体にさまざまな有害な影響を与えることがわかっています。

人の体はストレスを感じると、副腎皮質から「アドレナリン」「ノルアドレナリン」「コルチコステロイド」と呼ばれる物質が、脳の神経回路を通して分泌されます。これらが多く分泌されると、免疫系のバランスが崩れ、免疫力が低下してしまいます。免疫力の低下は、がん細胞を発生しやすくします。

がんが発生しやすいストレス生活

がんになりやすい人は、毎日過剰なストレスを感じている傾向があります。

まず、毎日忙しく仕事をしている人、緊張の連続でリラックスする時間がない人、精神的に問題を抱えて悩んでいる人、長時間のパソコン使用や寝不足などを繰り返している人、などです。

自律神経には、「交感神経」と「副交感神経」がありますが、ストレスを抱える人たちの共通点は、交感神経が発達していることです。

交感神経は、体が常に緊張状態にあることで、ストレスがかかるほど活性化するのです。がんを予防するには、この交感神経の発達を抑えなければなりません。「副交換神経」が優位である必要があるのです。

がんの予防は、毎日の生活習慣が大切になってきます。夜ふかしや昼夜逆転生活は、よくありません。睡眠促進作用のあるホルモン、メラトニンが出ている夜12時までにはベッドに入り、十分な睡眠を取ることをお勧めします。

人間は最低7時間〜8時間の睡眠が必要と言われています。睡眠はストレス解消に欠かせません。

最近話題のがんの死亡第3位の「大腸がん」（1位は肺がん=男性1位。2位は胃がん

＝男女共）ですが、国立がんセンターによれば、２０１６年現在、大腸がんは女性の罹患者が1位となっています。

もちろん、ストレスも大きな要素となっています。

肉体的あるいは精神的に、過度のストレスがかかり続けると体内の免疫力は低下し、排泄に関わる生理的機能も低下します。そのため、腸内の善玉菌が低下し悪玉菌が働きやすい状態を作り出しますが、このような腸内環境を放置していると、大腸がんなどの発症リスクは高くなります。

ストレスや自律神経の乱れは飲酒や喫煙、過食や不眠など生活習慣病の一因となる行動の引き金になりやすく、これも最終的には大腸がんのリスクを高めると言われています。過度のストレスを感じているときは要注意です。

大腸がんの怖いところは、初期のうちはほとんど自覚できる症状がなく、自覚症状が出たときにはすでに進行し始めている例が少なくないことです。

私たちは生きていく以上、日常的にストレスを感じることは避けられないことなので、常にがんのリスクとは隣り合わせということができます。

ストレスと良い付き合い方をし、がんのリスクをなるべく下げる生き方をすることは、これからの時代、大切な生きるための技術になっていくのかもしれません。

●運動不足

運動不足とがんが関係しているとは、なかなか考えにくいと思います。そこで、肥満とがんの関係とでも言ったほうがわかりやすいかもしれません。

がんリスクが上がる肥満は、BMIが30以上の人です。

BMIは、**体重（kg）÷身長（m）×2** で計算できます。

肥満は、大腸がん、乳がん、食道腺がん、子宮体がんのリスクを上げる原因になることは、確実とされています。

肥満の人は、肝臓がんのリスクも上がります。肥満により脂肪肝になるからです。

脂肪肝を放置すると、肝炎になり、肝硬変に、そしてやがて肝臓がんへとつながっていきます。アルコールを飲まなくても、肝臓がんのリスクが高くなったというデータがあります。

さらに胃や食道の逆流のリスクが高まり、荒れた食道の粘膜で、食道がんのリスクが高まります。また、肥満はインスリンの働きを弱め高インスリン血症が持続し、その状態が細胞増殖を促進し、細胞死を抑制して結腸がんのリスクを高めます。

適度な運動をすれば、そのリスクは抑えられます。運動は、結腸がんの確実な予防方法として、その効果が認められています。これは、運動により免疫力が上がることによるものです。

肥満についてはおわかりになったでしょうが、真逆《まぎゃく》の痩《や》せ過ぎも、がんリスクを高めるという問題があります。

痩せ過ぎると、やはり免疫力が落ちてしまうからです。BMIが30以上の肥満の人と同じように、がんリスクが上がるというデータが出ています。

国立がん研究センターの多目的コホート研究による「身体活動量とがん罹患との関連」からの成果（2008年現在）により、次のような結果が報告されています。

それは、身体活動量の多い人でがん罹患の危険性が低くなるのです。
男女とも、身体活動量が多い群ほど、何らかのがんにかかるリスクが低下していました。身体活動量の最小群と比較した場合、最大群のがん罹患リスクは、男性で0・87倍、女性で0・84倍でした。低下の傾向は女性でよりはっきりと見られ、さらに高齢群や余暇の運動頻度の多い群ではっきりとした低下が見られていました。

運動量を増やすことが、がん予防につながる理由

完全に解明されているわけではないのですが、男女とも仕事、余暇に限らず、全体的に身体活動量が多いことにより、がんにかかる危険性が低下する傾向が見られました。肥満の改善をはじめ、性ホルモンやインスリン・インスリン様成長因子の調節、免疫調節機能の改善、フリーラジカル産生の抑制などがメカニズムとして推察されています。身体活動を増やすことにより、インスリン感受性を高め、空腹時のインスリン量を低下させることにより、インスリン抵抗性が改善すると推察されます。

運動により腸管の通過時間が短縮し、胆汁の内容や分泌に良い影響を与えるとも言われます。とにかく、よく動く時間を増やしていくことが、がんの予防につながると考えられます。

●紫外線

夏の浜辺で、ビキニ姿の女性が紫外線を浴びる光景は、夏の風物詩となっていました。しかし、近年この紫外線が皮膚がんの原因となると言われるようになりました。そこで登場するのが、初夏から出現する黒ずくめの「忍者スタイル」の女性たちです。腕もしっかりと手袋で覆《おお》って、つばの広い帽子をかぶって武装します。

今や紫外線からは、健康的というイメージはなくなりました。

オーストラリアのように、国を挙げて対策に乗り出しているところもあります。まず、紫外線対策として子供に「日焼け止め」を塗ることを義務づけているのです。紫外線は体から排出されることなく、蓄積されてしまうので、幼いころからしっかりとした指導が必要です。

紫外線とは、可視光線より波長が短く、X線より波長が長い電磁波です。紫外線には、UV－A、UV－B、UV－Cの3種類があります。

波長が短いほど人体に害がありますが、UV－Cはオゾン層に吸収されて地表には到達しません。UV－Bもほとんどがオゾン層やエアロゾルで遮断されますが、一部は地表に届いて、日焼けや皮膚がん、目の病気を起こします。UV－Aは、UV－Bほど有害ではないものの、長時間大量に浴びれば有害とされます。

東京慈恵会医科大学皮膚科の上出良一教授によれば、紫外線の中でも特にUV－Bは、皮膚の脂肪の中にある遺伝子に変異を起こしやすいそうです。長期にわたって紫外線に当たると、表皮の中に日光角化症というがんを作ります。特に60～70歳代から多くなります。

このがんは皮膚の浅いところに留まっているので、命まで落とすことはありません。ところが日光角化症をうっかり見落としてしまうと、表皮の下の真皮まで入り込む有棘《ゆうきょく》細胞がんに変わります。

真皮には血管やリンパ管も通っているので、そこを経由してがんの転移が起こり、肝臓や肺などの臓器に転移する場合があります。そうなると命に関わる危険がありま
す。

皮膚がんの怖いところは、発症するまでにかなりの時間がかかることです。将来的に皮膚がんを予防するには、なるべく紫外線を浴びないことです。

皮膚がんは色白の人の方が発生率が高いと言われています。色白の人は普通の人以上に、紫外線対策をする必要があるということです。

日本と季節が反対となるオーストラリアは、紫外線の強さが日本の7倍にもなるそうです。

オーストラリアと日本の皮膚がん罹患率を比較すると、

・罹患率は100分の1

・死亡率は40分の1

最近は日本でも、オゾン層が減り続ける中で罹患者が増えていますが、その数は10万人に5人程度（0・005％）だそうです。

第三章　がん予防効果の高い食品と成分

●にんにく

にんにくは、アメリカ国立がん研究所が作った「デザイナーズフーズ・ピラミッド」で最上位に位置付けられている、がん予防効果にひじょうに優れた野菜です。

にんにくは、ユリ科（分類によってはネギ科）の植物に属し、茎《くき》も葉も食べられます。茎の部分を「にんにくの芽《め》」としてスーパーで見かけますが、一般にお馴染《なじ》みなのは、球根の部分です。古くからその効果が知られていて、紀元前3千年以上前に、すでに古代エジプトなどで栽培され利用されています。

ピラミッド建設の労働者たちに食料として与えられて、その過酷な労働を支えていた話は有名です。

古代ギリシャでは兵士の食材、古代ローマでは闘士の競技時に、古代インドや中国では病気の治療に施《ほどこ》す万能薬として、にんにくは世界中で使われ、親しまれてきました。

アメリカ国立がん研究所の発表によれば、にんにくに代表されるアリウム野菜を毎日10g以上摂取した人は、2・2g以下の人に比べて前立腺がんを罹患《りかん》するリスクが50％削減されるとのことです。米国ピッツバーグ大学などの研究により、前立腺がん予防やがん細胞増殖抑制への有効性が解明されているとして、にんにく特有の成分「ジアリルトリスルフィド」を特定しています。

本来知られているにんにくの成分である「アリシン」の効能・効果には、次のようなものがあります。

・**殺菌・抗菌作用**：「アリシン」の殺菌・抗菌作用はひじょうに強力で、12万倍に薄めた液でもコレラ菌やチフス菌、赤痢菌などに対する抗菌力があります。細菌による風邪や鼻炎などの予防にも使われます。

・**疲労回復・滋養強壮作用**：体内で、糖質のエネルギー代謝を効率よく行うために不可欠とされるビタミンB_1は、一度に吸収される量は限られ、体内での蓄積率がきわめて低いとされます。にんにくに含まれる「アリシン」は、ビタミンB_1と結合して「アリアチミン」という形に姿を変え、これによって元のビタミンB_1とまったく同じ働きをするだけでなく、より長い間、血液中にとどまっていることができるようになります。ビタミンB1の吸収が高まることで、身体の代謝が活発になり、活動エネルギーを作りだすことから、疲労回復や滋養強壮作用をもたらされるのです。

さらに、にんにくの成分である「スコルジニン」にも、新陳代謝を活発にする作用、強壮強精作用があります。

にんにくの成分はとても強いため、空腹時に単独で摂取することは避けるようにしましょう。とりわけ生のにんにくは溶血作用があるので、消化器系が弱い人やそうでない方でも摂《と》り過ぎには注意しましょう。

●玄米・そば

玄米

主食を玄米にしている方は多いと思います。この玄米には大腸がん予防効果があるので、その効果について説明します。

玄米は、ヌカつきのお米です。最近は普通の電気釜でも炊《た》けます。大腸がん予防になるのは玄米のフィチン酸です。フィチン酸の抗酸化作用によって大腸内を酸化から守る働きがあるからです。

発芽玄米の栄養価は、炭水化物、ビタミンB_1、ビタミンE、カリウム、ギャバが多く含まれています。

フィチン酸を効果的に摂るには次のような方法があります。

・発芽させる

玄米の発芽は、気温や水温で大幅に変わり、36時間から40時間くらいかかります。玄米からほんの少し白いものが見えるくらいに発芽させます。発芽によって玄米に含まれる栄養素が増え、体内吸収率が高まり新しく有効な成分が発生します。これがギャバ（γアミノ酪酸）と言われ、白米や玄米の数倍になります。神経伝達物質として働くアミノ酸の一種ですが、血圧や精神を安定させる効果があると言われています。

・ミネラルを多めに摂る

フィチン酸はカルシウムの吸収を妨げるので、カルシウムを多めに摂るように心がけてください。

・ビタミンCを含む食材と食べ合わせる

ビタミンCはカルシウムなどミネラルの吸収を助けるので、ビタミンCの多い野菜や果物と食べ合わせることをお勧めします。

そば

そばは、日本最古の医学書『医心房』に、健康にいい食材として登場しています。そばの栄養価は他の穀類と同様に炭水化物が多く、タンパク質やビタミン、ミネラル、ポリフェノールなど、健康を維持するのに必要な栄養成分を豊富に含んでいます。

そばには、食物繊維が多く、大腸がん予防に効果的です。おそば一食につき約4gの食物繊維が含まれていますが、これは一回の食事で摂れる食物繊維の量としては、あらゆる食品の中で最も多いものです。

人が1日に必要とする食物繊維は20~25gですが、これが17g以下になると、大腸がんの発生率がひじょうに高くなるとされています。

飲酒後にそばを食べる習慣がある人は賢明です。そばに含まれるビタミンの一種、コリンは肝臓を保護し、アルコールを飲む際に肝臓に脂肪が溜まるのを防ぐ働きがあるので、脂肪肝・肝硬変・動脈硬化の予防をしてくれます。尿中に食塩の排出を促進する働きもあるので、塩分の摂り過ぎによる高血圧の予防にも効果的と言えます。さらにコリンは、アセチルコリンを作る原料にもなるので、自律神経失調症の予防にもなります。

そばには、がんや生活習慣病予防効果をもたらせる、抗酸化作用のあるポリフェノールのルチンやカテキンも含まれています。

ルチンは別名ビタミンPと呼ばれ、脳細胞の活性化作用、血圧降下、膵臓《すいぞう》機能の活性化、記憶力の強化、疲労回復などの効果があります。ルチンは、ざるそば一食で生活習慣病の予防に有効と思われる1日分の摂取量が摂れるそうです。カテキンには殺菌作用があり、O《オー》157やインフルエンザのウイルスを殺す力があることがわかっています。

日本伝統のそばを常食して、がんを予防するのもいいのではないでしょうか。

●ヤマイモ

食事の欧米化、運動の減少、喫煙や飲酒などの生活習慣など、日本人の食事や生活のスタイルが、大腸がんの増加を招いています。このような危機的状況を、ヤマイモが救ってくれるかもしれません。

ヤマイモは、古くから人々に食されてきました。その歴史は縄文時代に遡《さかのぼ》ります。当時すでに野生種ではなく、栽培したものを食べていたとの記録があります。古い書物にもヤマイモの精力剤としての効果や、滋養強壮効果についての記述がいくつも見つかっています。

種類は次のようになります。

・長芋

長い棒状をしていて、スーパーなどでよく見かける種類です。水分が多く、粘り気が少ないので、歯触りが良くサラダにも向いています。

・**大和芋《やまと》**

丸くゴツゴツしています。ヤマイモの中で一番粘《ねば》りが強いので、とろろの他にお好み焼きのつなぎにしたり、揚げ物や和菓子にも使われます。

・**いちょう芋**

いちょうの葉の形をしていて、平らです。粘りが強く、とろろに向くところから「とろろいも」とも呼ばれます。

・**自然薯《じねんじょ》**

長芋より細長く、長いものでは1メートルほどにもなります。粘りが強くコクがあって美味です。栽培がやや難しいので、希少価値があります。

・**むかご**

1センチ程度で丸い形をしています。茹《ゆ》でたり揚げたりして食べます。

ヤマイモの栄養価は、炭水化物、ビタミン、食物繊維、ミネラルとバランス良く含まれています。特に食物繊維やビタミンB群が豊富で、便秘予防効果があります。

でんぷん分解酵素である「アミラーゼ」や「ジアスターゼ」が多く含まれているので、疲労回復・滋養強壮効果が知られています。これらの酵素が消化吸収を助け、老廃物の排出を促《うなが》すため、身体を元気にしてくれます。酵素の働きを期待するのであれば、生で食べることをお勧めします。

ムチンという糖タンパク質を含み、胃の粘膜の保護、糖尿病や高脂血症の予防効果もあります。

がん予防効果があるのは、ヤマイモに含まれているジオスゲニンという有効成分です。

静岡県立大学大学院の三好規之助教、大島寛史教授らの研究グループによって、このジオスゲニンが大腸がんを予防することを、マウスの実験から発見されています。ジオスゲニンは、性ホルモンの中間体ＤＨＥＡ（デヒドロエピアンドロステロン）と類似した構造で、女性ホルモンに作用する成分です。

富山大和漢医薬学総合研究所（富山市）の東田千尋准教授（神経機能学）らのグループが、アルツハイマー病の症状を改善する働きがあることを発見しました。滋養強壮作用、脂肪燃焼作用などさまざまな機能性が報告されています。

ヤマイモはがんに効果的であるだけでなく、体に有効な食材と言えます。

●大豆

栄養価が高いことから「畑の肉」と呼ばれる大豆は、がん予防効果もあることがわかっています。

世界で初めて行なわれた国立がん研究センターの1990年のアンケートに回答した、岩手県二戸《にのへ》、秋田県横手《よこて》、長野県佐久《さく》、沖縄県石川《いしかわ》の4地域に在住の、40〜59歳の女性約2万人の方々を、10年間にわたって追跡した調査結果があります。

調査内容は、大豆製品の摂取量、それから計算されるイソフラボンの摂取量と女性の乳がん発生率との関係を調べた結果で、学会誌で発表されていますので、紹介いたしましょう。

アンケートでは、「みそ汁」、「大豆、豆腐、油揚、納豆」の項目を用いて大豆製品の摂取量を把握し、その後に発生した乳がんとの関連を調べています。食べる量の一番少ない人を基準にして、それ以上食べる人が何倍乳がんになりやすいかを示しました。たとえば1日3杯以上みそ汁を飲む人たちで乳がんの発生率が0・6倍、つまり40％減少しているということになっています。

「みそ汁」はたくさん飲めば飲むほど、乳がんになりにくい傾向が見られました。

イソフラボンは植物性ホルモンといわれる物質で、化学構造が女性ホルモンに似ています。女性ホルモンは乳がんの発生を促進することが知られていますが、イソフラボンは女性ホルモンを邪魔することによって、乳がんを予防する効果があるのではないかと考えられています。

みそ汁だけでなく、イソフラボンを含む大豆製品全般に、その予防効果があると考えられます。そこでイソフラボン摂取のためにはみそ汁だけでなく、大豆製品をバランス良く摂ることをお勧めします。

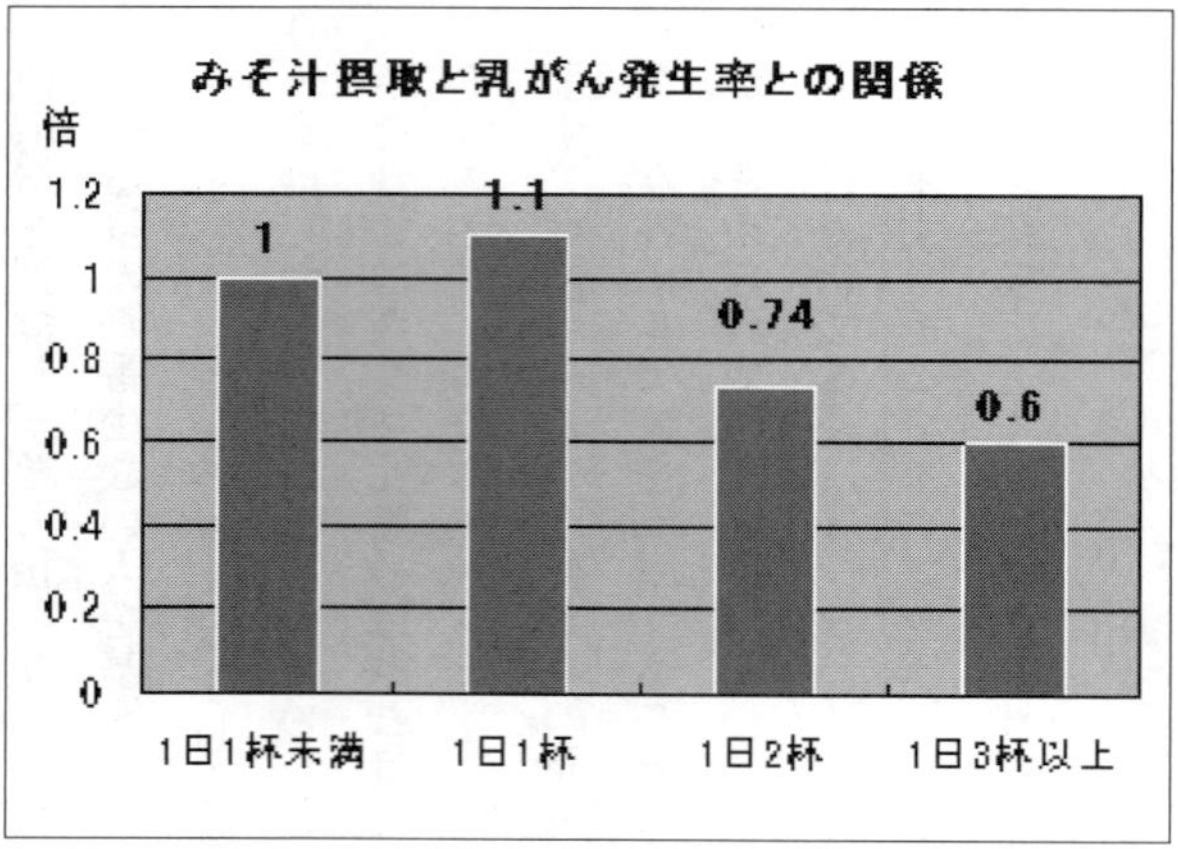
みそ汁摂取と乳がん発生率との関係
倍
1.2
1
0.8
0.6
0.4
0.2
0
1
1.1
0.74
0.6
1日1杯未満
1日1杯
1日2杯
1日3杯以上

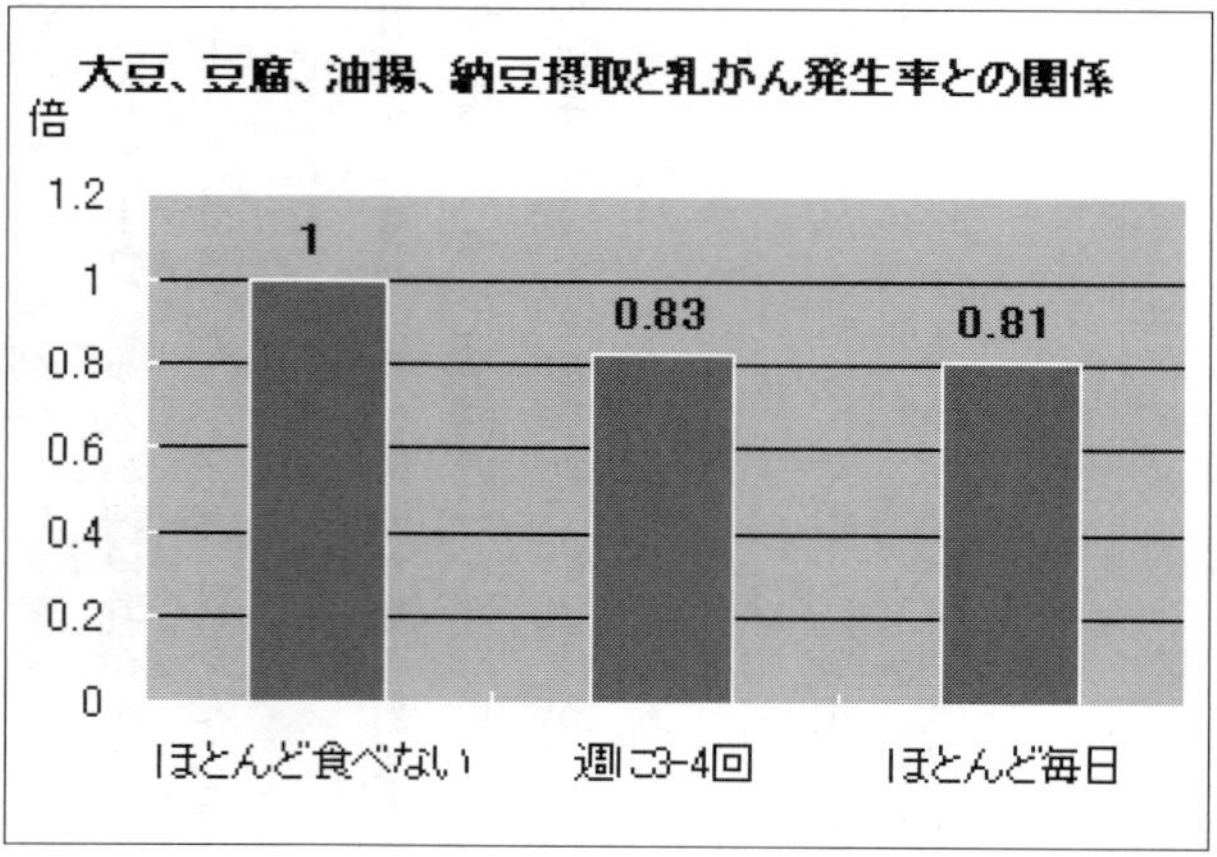
大豆、豆腐、油揚、納豆摂取と乳がん発生率との関係
倍
1.2
1
0.8
0.6
0.4
0.2
0
1
0.83
0.81
ほとんど食べない
週に3-4回
ほとんど毎日

●イワシ、サバ

イワシ

イワシは古くから、庶民に親しまれてきた青身の魚です。最近は漁獲高の不振から、高級魚扱いもされますが。このイワシにもがん予防効果があるということがわかり始めてきました。

イワシの栄養価は、タンパク質、脂肪、ビタミンB_1・B_{12}などのビタミンＢ群、ビタミンＤ、カルシウム、マグネシウム、亜鉛を多く含みます。

イワシの脂肪には、ＤＨＡやＥＰＡのようなオメガ３系脂肪酸（ｎ－３）が多く含まれています。オメガ３系脂肪酸は、がんの発育を抑制します。

ＤＨＡががんの予防や治療の効果を高めることは、多くの臨床的研究や実験的研究で明らかになっています。ＤＨＡががん細胞の増殖速度を遅くし、転移を抑制し腫瘍血管新生を阻害し、がん細胞に細胞死（アポトーシス）を引き起こすことなどが多く報告されています。

オメガ３系不飽和脂肪酸はα－リノレン酸 ↓ エイコサペンタエン酸（ＥＰＡ）↓ ドコサヘキサエン酸（ＤＨＡ）と代謝されていき、オメガ３系不飽和脂肪酸は炎症やアレルギーを抑え、血栓の形成や動脈硬化やがん細胞の発育を抑える作用があります。

毎日魚を食べている人は、そうでない人に比べ大腸がんや乳がんや前立腺がんなど欧米型のがんになりにくいという研究結果が、ハーバード大学の報告にあります。

ニュージーランドのオークランド大学のノリッシ博士らは、３１７症例の前立腺がんの患者と４８０人の対照者とを比較し、ＥＰＡやＤＨＡの豊富な魚油を多く摂取すると前立腺がんのリスクを半分程度まで減らせることを報告しています。

肉類に含まれる不飽和脂肪酸のアラキドン酸のようなオメガ６系脂肪酸は、がんの発育を促進するので、摂取するオメガ３系脂肪酸とオメガ６系脂肪酸の比が、腫瘍の発育に影響することがわかっています。つまり、イワシに含まれるオメガ3の脂肪を多く摂るほうが、がん予防効果が高まるということです。

サバ

大衆魚として最もよく食卓に登場する和食の定番魚です。

サバはおいしいだけでなく、近ごろはがんに効果がある魚として注目されています。特に女性の死亡率が高いとされる大腸がんに効果がある、ということです。

大腸は栄養分を吸収するため血管が多く集中しています。そのため門脈を介《かい》してがんは肝臓に転移しやすいのです。血便や腹痛などの症状が出てからでは、すでに20%の人が肝臓や肺に転移しているそうです。

サバの栄養価は、タンパク質、脂肪、ビタミンB_{12}、ビタミンD、ナイアシン、亜鉛、セレンが多く含まれます。

サバの脂肪分に含まれるDHA（ドコサヘキサエン酸）とEPA（エイコサペンタエン

酸）は、イワシと同じくオメガ3系不飽和脂肪酸で、中性脂肪を減らし、血管を拡張する働きがあり、がんや動脈硬化、高血圧、脳卒中などの発症リスクを下げる効果があり、がん細胞を細胞死（アポトーシス）させる働きもあります。

サバに含まれるミネラルのセレンの特徴は、ひじょうに高い抗酸化力があることで、がん予防やアンチエイジングの効果が得られます。

ビタミンEと食べ合わせることで、身体に吸収されやすくなる性質を持っています。ビタミンEはかぼちゃや、ごまなどと食べ合わせるといいでしょう。

特に脂肪の乗っている秋サバにがん予防効果があるので、食欲の秋は大いにサバを食べましょう。

● 鶏胸肉、レバー

鶏胸肉

アメリカ人に断然人気の鶏胸肉。がん予防のためには、「ホワイトミート」と呼ぶ部位の胸肉を選びます。

胸肉のフライドチキンは、たしかに美味です。サクサクした衣に包まれたフライドチキンは、もも肉よりも、脂肪の少ない胸肉のほうが合いそうです。鶏胸肉は、単に美味というだけでなく、実は健康面からも優《すぐ》れていることがわかっています。

鶏胸肉の栄養価は、水分が約75%、タンパク質が22%、脂肪は1・5%でしかないのです。このようにタンパク質が豊富で、脂肪が少ないので、コレステロールを心配する人やダイエット志向の女性に好まれてきましたが、ここにきて、がん予防効果もあることで注目が集まっています。

鶏胸肉には、アンセリンとカルノシンというイミダゾールジペプチドが豊富に含まれています。このイミダゾールジペプチドは、発がんや老化に対する予防効果が期待される抗酸化作用があります。

この鶏肉が分解されてできるペプチドを1日に200mg摂取すれば、抗酸化作用によるがん予防効果が期待できるとされています。また、50mg食べれば、抗疲労効果が期待できます。ペプチドには、血圧上昇抑制効果もあります。

鶏胸肉は、脂肪が少ないので、加熱するとパサパサした感じになってしまうので、フライドチキンやコンフィ（鶏胸肉のオリーブオイル揚げ煮）のように油を使うと、美味しく食べられます。

レバー

膵臓《すいぞう》がんは、症状が見つかってからの進行の早いことで知られています。また、奥まった場所のため、発見しにくいがんです。

早期では何も症状がないのが特徴です。わかったときには生存率は4～5％しか見込めないと言われている深刻ながんなのです。この膵臓がんの症状には、背中や胃の痛み、食欲不振、急激な体重の減少などがあります。

膵臓がんと食べ物との研究報告が、米国のハーバード大学医学部のスケルンハマー准教授たちによる研究グループによって、発表されました。その結果によると、膵臓がんになる危険が一番低かったのは、葉酸《ようさん》とビタミンB_6の濃度の高い摂取の人たちだったのです。

膵臓がんの原因と言われているものには、タバコや高脂肪の食品、肉類などの食べ過ぎなどがあると言われています。そして膵臓がんには葉酸、ビタミンB_6、ビタミンB_{12}を多く摂ると予防結果が高いという結果が出ています。

これらをすべて含んでいるのが「レバー」です。レバーには豚、牛、鶏がありますが、それぞれいくらかの成分の違いはありますが、どれでもレバーには効果がありま す。

最近のスウェーデンでの研究によれば、葉酸により膵臓がんの発症リスクが下がったという結果が発表されました。この場合は、イチゴ、キウイフルーツ、サクランボといった果物によるものだそうです。

●シイタケ

抗がん剤の原料にもなっているシイタケは、最も免疫力を高める効果のあるきのこです。

昔から和食の食材として親しまれてきました。日本人が食用にしたという日本最古の記録は、室町時代の書物に登場しています。

原産地は台湾やニューギニアとされています。

シイタケの栄養価は、炭水化物からビタミン、ミネラルまで豊富な栄養素があり、特にビタミンB群の中の葉酸を含み、さらに、干しシイタケにはカルシウムの吸収を助けるビタミンDが豊富です。シイタケ特有成分のエリタデニンは、血中コレステロール低下作用があります。

抗がん剤として使われているレンチナンは、シイタケの子実体（普段食べている部分）から抽出したベータグルカンを精製したもので、肝細胞がん、胃がんや大腸がんの治療に使われます。

シイタケから抽出したレンチナンの抗がん剤は、患者さんの免疫能力を上げて、自身の免疫力でがん細胞を攻撃させるようにする働きを持っています。

シイタケのベータ－グルカンは、「ベータ－グルカン」という多糖体が「免疫力を高めてがんを治す物質」として注目されています。

ベータ－グルカンは、免疫を担当するマクロファージやリンパ球を刺激して免疫力を高めます。もし、がんが体に残っていても免疫力を高めれば、がん細胞の増殖を抑えることができ、がんの再発や転移を予防することができます。

米テキサス大学付属ＭＤアンダーソンがんセンターのジュディス・スミス博士によると、「ＡＨＣＣ」（Active Hexose Correlated Compound）は、「ＨＰＶ」（ヒトパピローマウイルス）を撲滅して感染症を防ぐような作用をする一方で、がん細胞を攻撃するというナチュラルキラー（NK）細胞や、免疫機能に作用するサイトカインというタンパク質を活性化させて腫瘍の成長を妨げるそうです。

「AHCC」とは、「活性化糖類関連化合物（Active Hexose Correlated Compound）」という、シイタケ等の菌糸体を培養して抽出した物質の混合物です。

「HPV」は子宮頸がんだけではなく、口腔がんや咽頭がん、肛門がんなど他のがんの要因にもなることがあるので、それらに対しても「AHCC」による予防効果が見込めます。

●ブロッコリースプラウト

ブロッコリーは「野菜の王様」と呼ばれるほど栄養価が高い野菜です。

このブロッコリーに微量に含まれている「スルフォラファン」という成分は、体の解毒力や抗酸化力に関わる酵素の働きを高めることが、米国ジョンズ・ホプキンス大学の予防医学の権威であるポール・タラレー博士の研究で明らかになりました。

タラレー博士はさらなる研究で、スルフォラファンの含有量はブロッコリーの品種によって異なることと、発芽まもない状態に多く含まれていることを解明。

高濃度にスルフォラファンを含む特定の品種の、発芽3日目の状態のブロッコリーのスプラウト（ブロッコリー スーパースプラウト）を開発しました。

スルフォラファンの濃度が決め手

タラレー博士が研究成果を発表した1997年、全米でブロッコリースプラウトの大ブームが起こりました。

一口にブロッコリーの新芽（スプラウト）といっても、じつは、品種や栽培方法によってスルフォラファンの含有量には大きなバラつきがあります。

米国ではブームに便乗し、スルフォラファンをほとんど含まない普通の「ブロッコリーの新芽」も、市場に出回るようになりました。

スルフォラファンの含有量は見た目ではわからないため、消費者が見分けることは不可能です。

スルフォラファンの濃度による認定基準を設置

高濃度スルフォラファンに関する特許を持つジョンズ・ホプキンス大学は、同大学が示した基準を守らずに生産された、スルフォラファンの含有量の少ないブロッコリースプラウトを、人々が知らずに口にしている状況を憂慮。そのため、ブロッコリースプラウトにスルフォラファンの濃度による「認定基準」を設けました。

厳しい審査をパスした生産者にのみ「ブラシカマーク」を付与し、スルフォラファンを含んでいる証《あかし》としたのです。

日本では村上農園だけがライセンス生産

日本では村上農園が、ジョンズ・ホプキンス大学とライセンス契約を結び、同大学の指導の下でブロッコリースプラウト、ブロッコリー スーパースプラウトを生産しています。

1．食べる頻度は3日に1度でOK

抗酸化力で知られるビタミンCは摂取して数時間でその効力を失ってしまうため、毎日摂取する必要がありますが、スルフォラファンによって生成された解毒酵素の働きは、約3日間持続します。「3日に1度」と覚えておきましょう。

2．食べ方は、生でよくかんで

スルフォラファンは植物細胞内では「SGS」という前駆体として存在しています。このSGSは、かみ砕いたりして植物細胞が壊されると、ミロシナーゼという酵素と反応してスルフォラファンに変化します。ミロシナーゼは熱に弱いので、ブロッコリースプラウトは加熱せず、生のままよくかんで食べるのが効果的です。ジュースやスムージーに加えると細胞がしっかり壊されて、より効果的にスルフォ

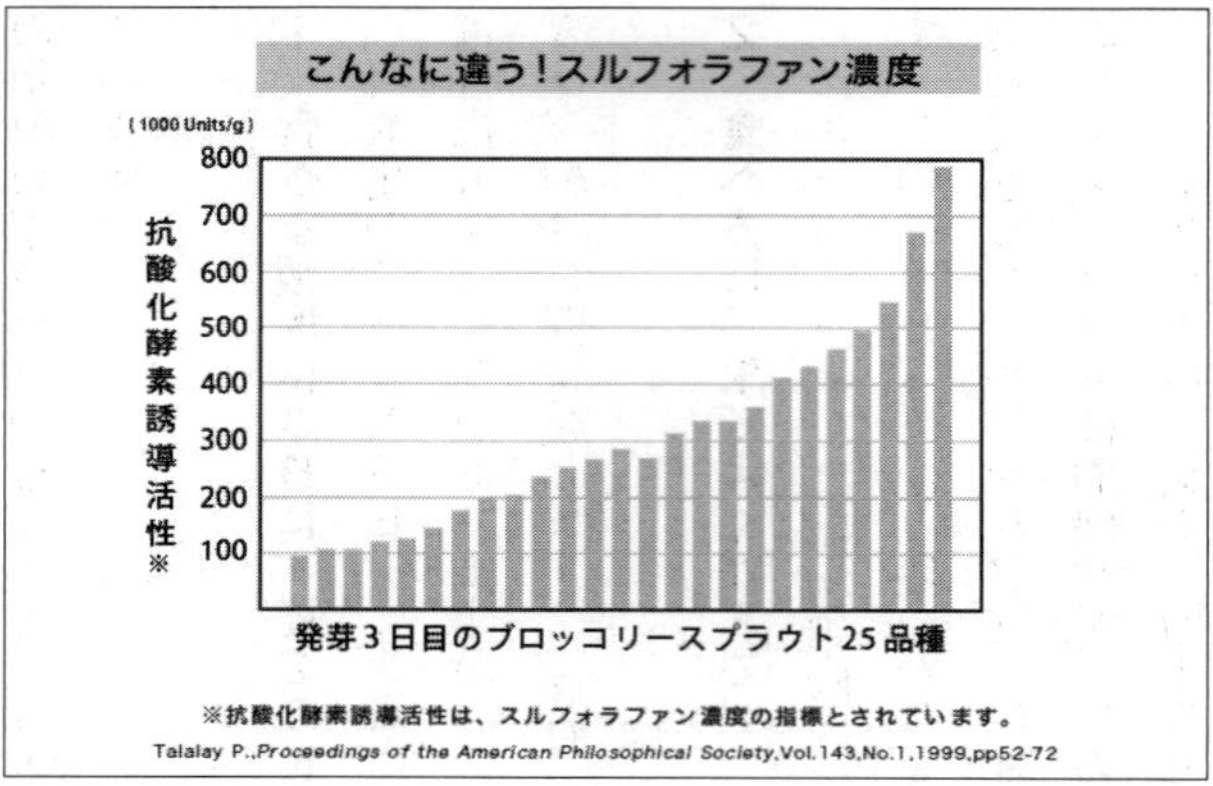

ラファンを摂ることができます。ただし、スルフォラファンは揮発《きはつ》しやすいので、作り立てのフレッシュなものをいただきましょう。

（村上農園ホームページより掲載）

● モズク

沖縄で食べられる食材の代表にモズクがあります。

モズクには、フコイダンという成分が最も多く含まれていることで、健康食品として人気が高まっています。

モズク＝オキナワモズクは褐藻類ナガマツモ科の海藻です。モズクに含まれるフコイダンは、海藻類が持つヌルヌル成分で、水溶性食物繊維の一種です。

このヌルヌル成分は、海藻独特のものです。この水溶性食物繊維は、粘質性と保水性があるのが特徴で、糖分を吸収する速度をゆるやかにし、食後の血糖値の急激な上昇を抑える働きがあると言われています。また、血液中のコレステロール値を減少させる働きがあることから、これまでは、糖尿病や脂質異常症の方に効果的とされていました。

フコイダンが日本で学術的に発表されたのは、１９９６年、第55回日本癌《がん》学会でのことでした。それは、昆布に含まれるフコイダンががん細胞に働きかけて、がん細胞を自殺させる「アポトーシス現象」を起こしたという、ひじょうに画期的な発見でした。

この現象は、がん細胞にのみ働き、正常細胞にはほとんど影響を与えないことが明らかになっています。

このように、細胞が自然に死んで消滅することを「アポトーシス」と言います。けれども、正常細胞が変異してできたがん細胞は、アポトーシスを起こすことはありません。人間の命が終わるまで生き続けるという、いわば不死身の増殖細胞なのです。

そこで効力を発揮するのが、フコイダンです。フコイダンは、がん細胞だけにターゲットを絞り、がんを「自殺」に導かせる効力を持っている成分です。

抗がん剤などでの治療で起こる副作用が、フコイダンの場合はまったく起こらないのです。「副作用のない抗がん剤」の成分が、海藻類から発見されたわけです。

また、フコイダンは白血球の成分に働きかけ、がん細胞に対抗するだけの免疫力を高める効果もあります。体内の免疫細胞を刺激して活発にし、また数も増やし、免疫システム全体を活性化させるからだと言われています。多糖体が、免疫細胞を活性化すると言われています。

さらにフコイダンには、がん細胞が新たに血管を作る機能を妨《さまた》げる作用の「血管新生抑制作用」の働きがあります。

がん細胞が自ら血管を作る理由は、がん細胞は血管を媒介にして、他の正常細胞から栄養を奪って増殖していくからです。がん細胞は自分が成長していくために、血管を周囲に張り巡らせて栄養を取り込んでいきます。がん患者に痩せ細った人が多いのは、がん細胞に栄養を奪われてしまうからです。

これに対してフコイダンは、がん細胞に新しく血管を作らせないという特性があるのです。そのため、がん細胞は栄養を取り込めなくなり、結果的に細胞が死んで消滅することになります。

●キウイフルーツ、アボカド

キウイフルーツ

キウイフルーツは大変栄養豊富な果物です。以前は輸入果物でしたが、最近では、国産のものも売られています。保存法も簡単で、食べやすい果物なので、もっと常食してほしいと思います。

キウイフルーツの栄養価は、ベータカロテン、ビタミンC、ビタミンE、葉酸、カリウム、マグネシウム、食物繊維を多く含みます。有機酸のクエン酸、リンゴ酸も多く含まれています。

ベータカロテンは、細胞の遺伝子が損傷することがきっかけで発生すると考えられている活性酸素を抑え、細胞の損傷とがん細胞が発生するリスクを抑える作用が期待できます。

ビタミンEは、抗酸化作用による効果ががん予防に貢献しています。

抗酸化作用は、身体の細胞を傷つけ錆付かせることにより、いろいろな病気の原因となる活性酸素の働きを抑制する効果があるので、がん予防が期待できるのです。また、老化現象を引き起こす要因となる、過酸化脂質の生成を抑える働きもあります。

葉酸は、膵臓がんに効果があると期待されている栄養素の一つです。スウェーデンの研究によれば、キウイフルーツやイチゴ、サクランボの葉酸を摂取することにより、膵臓がんの発症リスクが下がったとの発表がなされています。

国立がん研究センターがん予防・検診研究センターの研究によると、マグネシウムの摂取量の多い男性は大腸がんリスクが低いそうです。

アボカド

果物で最もカロリーが高く「森のバター」と言われるのがアボカドです。このアボカドに大変な効果があることが、2015年に発表されました。アボカドに含まれている脂肪が、白血病の原因と考えられている「がん幹細胞」だけをターゲットにすることがわかったのです。

アボカドの脂肪は、1価不飽和脂肪酸が多く80％がオレイン酸で酸化しにくく、オレイン酸の多いものは他にオリーブ油があります。カロリーは100gで187kcal(イチゴは34kcal)とご飯100gで168kcalより高くなっています。

カナダ・ウォータールー大学のポール・スパーニュオロロ教授によれば、アボカドの脂質が急性骨髄白血病の発症と再発の原因とされる「がん幹細胞」を攻撃するのだそうです。しかも白血病の原因と考えられている「がん幹細胞」だけを攻撃するそうです。

がん治療の際に、抗がん剤を使って一時的に効果があったとしても、幹細胞が残っていればがんが再発してしまうのです。これまでに、多くの実験をしてきた結果、がん幹細胞だけを狙い撃ちして、正常な細胞は傷つけないことが確認されているそうです。

高齢者にとっては、高い確率で命を落とすことになってしまう急性骨髄白血病は、最も恐れられている病気の一つでもあります。

そこで、大きな期待のかかるアボカドの脂肪の臨床研究は、すでにスタートしていますので、そう遠くない日に朗報がもたらされることでしょう。

●ヨーグルト

大腸は体の中で最も病気の多い臓器で、最近は大腸がんにかかる人が増えています。特に最近20年で死亡率が激増しています。

大腸の中にいる腸内細菌（腸内フローラ）が病気を作り出すのです。大腸に棲《す》んでいる悪玉菌は、大腸の中の消化内容物を栄養源として、有害物質を作り出します。その有害物質は、腸管の中の血液に溶け込んで全身を回るものもあれば、大腸の中の粘膜を直接破壊するものもあります。体の中から日々侵されているということになります。一番有効なのは、腸内から悪玉菌を減らし、腸を健康に保っておくことなのです。

大腸がんの原因になるのは、悪玉菌のウェルシュ菌だということがわかっています。

ウェルシュ菌は、タンパク質を分解して腐敗させます。その腐敗物質の中に、ニトロソアミンという発がん性物質が入っています。これが、大腸がんを引き起こします。

他の大腸性疾患も、悪玉菌を減らさなければなりません。腸壁の粘膜が炎症を起こし、潰瘍《かいよう》ができたりびらんができたりして、そこから病変が始まることによって疾患が起こります。これを予防するには、腸の粘膜を修復するとともに、ニトロソアミンを減らさなければなりません。

ヨーグルトは、腸の環境改善をするのに最高の食品だと言われています。

ヨーグルトに含まれている乳酸菌は、糖を分解して乳酸を作り出します。すると、乳酸のために腸は酸性に傾きます。酸性の環境の中では、悪玉菌は活動があまりできなくなり、数も減ります。こうした状態を続けることでニトロソアミンは減少します。また、ニトロソアミンをはじめとする有害な物質を吸着して外に出してくれる働きがあるのが、食物繊維です。

効果的なのは乳酸菌と食物繊維を同時に摂ることです。そこでお勧めがフルーツヨーグルトです。

胃がんの場合は、胃の粘膜が傷つくことから始まることが多いようです。

胃の粘膜は、食塩の摂り過ぎなどによって損傷してしまうのですが、その他、ピロリ菌などの細菌によっても胃壁が荒らされてしまい、修復されないまま細胞が増殖し、胃がんに発展していくことが多いとされています。

ヨーグルトに含まれている乳酸菌にはいろいろな種類がありますが、どの乳酸菌も多糖類という粘り成分を持っています。ヨーグルトがトロッとしているのは、このためです。この多糖類は、粘膜を修復して強化する働きを持っています。胃壁の修復を直接行なってくれるので、病気を予防することができます。

一部の乳酸菌には、直接ピロリ菌を除去する働きもあります。ピロリ菌は胃壁にダメージを与え、このダメージが修復されないまま積もり積もっていくと、胃壁は次第に薄くなり、慢性胃炎の原因になります。慢性胃炎は、だんだん炎症部分の細胞が変質し、がんになることがあるのです。

このため、ピロリ菌は直接胃がんの原因にはなりにくいのですが、間接的に胃がんのリスクを上げるということで、日本へリコバクター学会はピロリ菌の除菌をすすめるよう、２００９年にガイドラインを発表しています。

●アーモンド（ナッツ）

がん予防食品として「生アーモンド」が注目されています。

普段口にしているアーモンドはローストしているものが多いのですが、生アーモンドは美肌効果やがんにまで効果があるとされています。

生アーモンドには、ベンズアルデヒドというアーモンド特有のあの香りの芳香成分を放つ物質が含まれています。

ベンズアルデヒドは、がん細胞を増殖させる酵素のチロシンキナーゼがつくるチロシンと組成が似ているので、生アーモンドを取り入れることでチロシンキナーゼが働かなくなって、がん細胞の増殖を阻害してくれる。とされています。

癌の治療を目的としてアーモンドを摂取する場合は、加熱をしたローストアーモンドではなく、生アーモンドを摂取するほうが良いようです。ベンズアルデヒドは、揮発性が高く、そして酸化しやすいと言われています。そのため加熱してしまうと成分が変化してしまいます。

アーモンドには、スイートアーモンドとビターアーモンドの2種類があります。

毒性のあるアミグダリンはビターアーモンドのほうに多く含まれています。ビターアーモンドを大量に食べ過ぎてしまうと青酸中毒になってしまい、成人の男性で1度に30~50粒以上で致死量に達してしまうそうです。食用として多く販売されているのはスイートアーモンドです。

スイートアーモンドは、アミグダリンは少量しか含まれていませんので、大量に摂取してても健康の害にはならないとされています。がん治療の目的で摂取する場合は、1日30～50粒摂取する必要があります。最近ではがん患者さんの中にも、効果があるとして生アーモンドを毎日たくさん食べる人がいるようです。

生アーモンドは1g当たりのカロリーが6㎉となっています。1グラムはだいたいアーモンド1粒分になります。不溶性食物繊維を多く含むのも特徴です。体内に脂肪分が吸収されるのを抑制してくれる効果があり、便のカサが増すので便秘気味の方にもお勧めです。

他にも食欲を抑制し、高血圧の改善も期待できます。ただし、胃腸が弱っている時には、控えめに召し上がることをお勧めします。

生アーモンドの食べ方は、そのまま食べるのと、水に浸《ひた》してから食べるのと2つの方法があります。

生アーモンドに水を足して、ミキサーにかければ、美味しいアーモンドミルクになりますので、おためしください。

賞味期限は1カ月から3カ月ほどです。保存しておくときは直射日光に当たらないようにし、開封後は酸化が進みやすくカビも発生しやすいので、なるべく早く食べましょう。

●エゴマ油

エゴマ油はあまり馴染みのない油ですが、さまざまな健康効果があるとして、近年とみに注目を集めています。最近の医学界での注目の一つは、アルコールをさほど飲まないにもかかわらず、脂肪肝や肝硬変につながる非アルコール性脂肪肝炎（NASH）が増えているということです。

これは肝がんのリスク要因となるため、日本肝臓学会では、国内患者数は推定200万人でこの予防に今、「エゴマ」が期待されています。

非アルコール性脂肪肝炎は、高脂肪、高カロリーの欧米化した食生活などが大きな要因と考えられています。

エゴマ油は、中国、インド、日本で栽培されていています。シソ科の植物の種子から採取された油で、シソ油とも言います。

必須脂肪酸のアルファーリノレン酸を多く含み、最近は、健康食品として注目されています。多価不飽和脂肪酸の中でもn－3系脂肪酸（オメガ3）に分類されます。これは、青魚に多く含まれるDHA（ドコサヘキサエン酸）やEPA（エイコサペンタエン酸）と同じ分類に入ります。

アルファーリノレン酸は人間の体内で合成することができない上、不足すると脳や神経、皮膚などに影響が現われます。そのために食べ物から摂取する必要があります。イヌイットに心臓病が少ない原因として、摂取していた魚にn－3系の脂肪が含まれていることにあるが明らかになりました。

エゴマに含まれるルテオリンという成分が、非アルコール性脂肪肝炎や肝細胞のがん化を抑制することを、2015年、名古屋市立大学の研究グループがラットの実験で発見しました。

ルテオリンは、りんごやレモン、ピーマンにも含まれていますが、エゴマに含まれる量が圧倒的に多いのです。

ルテオリンを与えたラットは、与えないラットより脂肪肝炎の進行が20〜30％も遅くなったそうです。３カ月与えたラットは、肝臓にできた茶色の筋がほとんど消えたそうです。

ルテオリンを豊富に含むエゴマ油を摂取することで、肝臓がん予防に役立つ可能性があります。

エゴマ油のルテオリンは、大変吸収が良い油ですが、加熱すると必須脂肪酸などが壊れてしまうので、サラダやマリネなど、生で食べるのが好ましい摂取法です。エゴマ油は無味、無臭なので、何にでも混ぜることができます。酸化しやすいので、空気に触れないようにしてください。１日４ｇくらい摂るようにすることをお勧めします。

エゴマ油は、がん予防効果のほかに、花粉症、便秘予防効果や、ダイエット効果、アンチエイジング効果など多くの美容、健康効果が得られます。カロリーが高いので、取り過ぎは禁物です。

●ターメリック（ウコン）、ローズマリー、生姜《しょうが》

ターメリック

誰もが好む料理にカレーがあります。

カレーのあの黄色い色はターメリック。別名ウコンと呼ばれ、漢方でも治療に使われています。このターメリックが最も抗がん作用のあるハーブとされています。

ターメリックが、がんに効果があるとして、マウスを使って研究を始めたのは、アメリカのラトガース大学で1988年のことです。その後、アメリカの国立がん研究センターが抗がん作用のあるハーブとして発表しています。

ターメリックの抗がん作用は、クルクミンという成分によるものです。ターメリックは、がん細胞が増殖するときの転写因子を阻害します。また、抗がん剤の副作用による心臓への負担を軽くしてくれます。

抗がん作用にもう一つ、ブラックペッパーという頼もしい助《すけ》っ人《と》がいます。ブラッ

クペッパーは、ターメリックの抗炎症作用を2倍に高める効果があります。ターメリックは油性のため大変吸収が悪いので、油を同時に取る必要があります。油は酸化しにくいオリーブ油が良いでしょう。

ターメリックとブラックペッパーとオリーブオイルがアメリカで、話題になったそうです。

ローズマリー

ローズマリーは地中海沿岸地域原産のシソ科のハーブで、やや刺激的な香りが特徴です。季節に関係なく花をつけ、「若返りのハーブ」としても有名です。

ローズマリーの成分は精油にあり、消化器系の働きを高める作用や抗酸化（アンチエイジング）作用があるので、美容と健康に良いハーブとして重宝されます。

すべてに抗がん作用が認められている頼もしいハーブです。ローズマリーの精油が、2種類の卵巣がん細胞、SKOV－3とHO－8910を不活性化させたことが報告されています。SKOV－3は94％、HO－8910は90％、また、肝臓がん細胞（Ｂｅｌ－７４０２）では、90％が48時間で減少しました。

ローズマリーが、子宮頸がん細胞と肝臓がん細胞を約90％死滅させたという試験管試験での報告もあります。

地中海地域の人々が、他のヨーロッパ地域や北米の人々よりも、がんの発症率が低い理由のひとつは、ローズマリーを日常的に料理に使用しているからだと考えられています。

ローズマリーは生命力が強く、庭先に植えればどんどん増えていきます。癖のある羊肉などに使うと、独特の味わいが楽しめます。

生姜

生姜にもいろいろ種類がありますが、中でも金時生姜は、普通の生姜に比べて、約4倍もの抗がん作用のあるガラノラクトン（爽やかな香り成分）が含まれています。

辛味成分である生姜オールやジンゲロールも圧倒的に多く含まれていて、強力な抗酸化物質でもあります。

がんは体内で発生する活性酸素が細胞を傷つけるも原因の一つですが、生姜オールやジンゲロールには、活性酸素を取り除く働きもあるのです。金時生姜は生で、1日に3～10g程度摂れば良いのですが、残念なことに市場にあまり出回っていません。買い求める際には、小ぶりで、中身の濃いものを選びましょう。

生姜に含まれる辛味成分のジンゲロンやガラノラクトンは、血管を収縮して体を冷やす働きのあるセロトニンやプロスタグランジンの働きを阻害します。さらに、プロスタグランジンの生成を阻害したりして、血管の収縮を抑えます。

体温が1度低下すると、基礎代謝が約12％も減少すると言われています。

体が冷えていれば血液の流れが悪くなり、リンパ球が体内で十分に活躍できず、リンパ球の数も減ってきます。その結果、免疫力が低下して、風邪やインフルエンザ、そして、がんにもかかりやすくなるのです。

●緑茶

日本人に最も親しまれている飲料は緑茶でしょう。最近では、欧米人にも飲まれるようになりました。

緑茶にはカフェインやカテキンなど、健康に良いとされる成分が含まれています。この緑茶について、がんとの関係を、国立がん研究センターの「緑茶と胃がんリスク」のコホート調査（特定の要因に曝露した集団と曝露していない集団を一定期間追跡する調査）を参考にします。

女性では、緑茶をよく飲むグループで胃がんリスク低下

各コホートの合計約20万人のデータを用いて、緑茶摂取頻度によって4つのグループに分けました。平均で7・6年から11・5年の追跡期間中に、男性2495人、女

性1062人の胃がんが確認されました。1日1杯未満の最も少ないグループを基準にして、他のグループの胃がんリスクを比べました。

男性では、緑茶摂取頻度と胃がんリスクとの間には関連が見られませんでした。がんの発生部位によって、胃の上部と下部に分けて検討し、また喫煙者と非喫煙者で別々に検討しましたが、いずれも緑茶の摂取によるリスクの差は見られませんでした。

女性では、5杯以上/日のグループで、1杯未満/日のグループよりも胃がんリスクは21%低く、頻度が増すほどリスクが低くなる傾向が見られました。部位別には胃の下部のがんリスクでも同様に、5杯以上/日で30%低いことと、頻度が増すほどリスクが低くなる傾向が示されました。

非喫煙者に限っても、同様の結果でした。胃の上部のがんについては、1杯未満のグループと1杯以上のグループに分けて検討しましたが、統計学的に有意な差は見られませんでした。

結果、女性では胃がんリスクの低下が示されましたが、男性では関連は見られませんでした。その理由として、緑茶摂取頻度が高いグループの摂取量が女性で多いかもしれないこと、喫煙率の高い男性では喫煙の影響が残ってしまっているかもしれないこと、ヘリコバクターピロリ感染率への緑茶摂取の影響に男女差があるかもしれないことが挙げられます。

このうち喫煙の影響に関しては、今回の研究では男性の非喫煙者だけで分析をしておりますが、胃がんリスクは変わりませんでした。緑茶と胃がんリスクの関連における男女差については、今後さらに研究を重ねる必要があります。

女性では、胃の上部のがんでは緑茶の予防効果が認められませんでした。その理由としては、温度の高い飲み物が胃の上部のがんリスクを高めるとすれば、そのために緑茶そのものの効果が打ち消された可能性があります。また、ピロリ菌感染が胃の下部のがんのリスクを高めるとすれば、緑茶のピロリ菌感染予防効果が胃の上部のがんには及ばない、ということも考えられます。

総じて、日本の6つの大規模疫学研究のデータをプール解析した結果、緑茶が女性の胃の下部のがんのリスクを低下させる可能性が示されたということです。

●酢

「酢はスタミナの酢」と言われ、酢の効果効能はよく知られるところですが、この酢にがん予防効果があることが、最近わかってきました。

人の体は日々新陳代謝を繰《く》り返していますが、それを指示しているのは遺伝子です。遺伝でがんになることはむしろ少なく、その遺伝子が何かのきっかけで傷がついてしまうことでうまく新陳代謝ができなくなり、がんになってしまいます。

がん細胞はもともと誰でも持っているのです。そのがん細胞の遺伝子が傷つく原因としては、化学物質、タバコ、紫外線、放射線などがあります。これを促進させるのが、ストレス、食生活、睡眠不足などと言われています。

黒酢を飲むと大腸がんを予防し、発生を抑えてくれるという、日本癌学会での研究結果が出ています。

人のがん細胞を培養し、そこに黒酢を入れたものと入れないものとを比べた実験では、黒酢を入れたほうは10％以下の増殖率だったのに対し、入れなかったほうは100％の増殖率だったという結果でした。また、ラットでの調査でも黒酢を入れたほうは発生率を33％にまで落とすことができたのです。

酢の作用はがんにならないばかりではなく、できてしまったがんの進行を抑えることもわかっています。

黒酢ががんに効果があるとされているのは、成分のアミノ酸や有機酸の持つ「アポトーシス」効果があるからなのです。

このアポトーシスというのは、新陳代謝の機能に必要なものですが、がん細胞にはありません。がん細胞はどんどん増殖していくため、止めることが難しいのです。そのアポトーシスが黒酢にあるため、がん細胞を抑えられるということなのです。

黒酢は便秘を解消し、大腸そのものを整えてくれるのでこれは嬉しい作用です。また潰瘍性大腸炎の発症も抑えることや、皮膚がん抑制の研究でも効果が見られたことも判明しています。

第四章 がんを予防する食材の食べ合わせ

1　鶏レバー　＋　にんにく

レバーに含まれるビタミンAとBと、にんにくは低温調理で発がん物質の効力を弱め、がんの発生を予防する

●鶏レバー

鶏レバーの栄養価は、タンパク質、ビタミンA、ビタミンB_6、ビタミンB_{12}、ナイアシン、パントテン酸、ビオチンといったビタミンB群の他に鉄分、亜鉛を含んでいる高タンパク低脂肪食品です。

カロリーは100gにつき111kcal（鶏肉皮付き253kcal、皮なし138kcal）と低カロリーですから、ダイエット中の人も気にすることなく食べられます。

鶏肉や玄米に多いビタミンB_6に、大腸がんの発生を抑える効果のあることを、広島大学、岐阜大学、鹿児島大学の研究グループがネズミを使った実験で確認。米国の栄養学専門誌に発表しました。ビタミンB_6の持つ細胞増殖を抑える働きが関係すると見られています。

●にんにく

１９９０年代に発表された、がん予防のために作成された「デザイナーズフーズ・ピラミッド」のトップを飾る食材で、イタリア料理や中華料理でもおなじみです。

にんにくを切ったりすりおろしたりして細胞に傷をつけると、アリナーゼという酵素の働きでアリシンという成分に変化します。アリシンをオリーブオイルなどに溶かすと、分解・結合して数種類のジアリルジスルフィド（ＤＡＴＳ）類に変化します。このアリルスルフィド類の中に、ガンを予防するジアリルジスルフィドが含まれているのです。

にんにくに含まれるジアリルジスルフィドは、がん細胞の増殖を抑え、正常な細胞に戻して、がん細胞を消滅させることがわかっています。

がん予防には、にんにくをオイルに溶かしたものや、低温加熱したものを使うのが最も有効です。

2　焼き魚（鮭）＋大根おろし

鮭のカルテノイドがビタミンEの500倍の抗酸化力、大根おろしのイソチオシアネートでがん予防効果がある

●焼き魚（鮭）

日本人の食事の定番の一つの焼き魚。これには大根おろしがよく添えられています。

この焼き魚に問題があるとする意見が出ています。焼き魚の焦げた部分に発がん性物質があるからということです。

「食品安全委員会」報告書では、タンパク質及びアミノ酸を多く含む食品を150℃以上の温度で調理したとき、ヘテロサイクリックアミンという発がん物質ができるのです。

日本人が日常よく摂取するさんま、いわし、あじ、さば、うなぎなど7種類の焼き魚及び焼き鳥、焼き肉などを分析したところ、100〜6000pg／gの高濃度のPhIPが検出され、特に、焦げた部分が多い魚の皮には身よりも2〜20倍多く含まれていることがわかりました。また、Trp－P－1、MeIQ、MeIQx、なども検出され、焼き肉よりも焼き魚に多く含まれていることがわかっています。

●大根おろし

生の大根には、ビタミンCやカタラーゼ、ジアスターゼといったビタミンや酵素がたっぷりと含まれています。

大根の辛味はイソチオシアネートという成分です。

がんは細胞が突然変異を起こすことで発生しますが、イソチオシアネートは、がんの発生を抑えるのです。また、細胞の増殖を抑え、がんの進行を食い止める働きもします。

3　いわし　＋　ブロッコリー

いわしのビタミンB_6がブロッコリーのがんを防ぐスルフォラファンの効果を高める

●いわし

いわしは青身魚の代表です。陸に揚げるとすぐに弱ってしまう魚なので、「よわし」↓「いわし」と変化したと言われます。昔から多獲魚で、鮮度落ちが早く生臭みが出るので、下賤な魚として扱われてきたようです。平安時代の貴族はいわしを食べませんでしたが、紫式部はいわしを好んだといいます。

日本で食べられているのは、真いわし、ウルメいわし、カタクチいわしです。この中で最も食べられているのは真いわしです。

真いわしの栄養素は、タンパク質、脂肪、ビタミンB_2、B_6、D、E、カリウム、カルシウム、マグネシウム、鉄分、亜鉛、セレンと栄養価の高い魚です。

いわしの脂肪のEPAやDHAには、前立腺がんのリスクを半減させるというニュージーランドのオークランド大学の研究発表があります。

EPAやDHAは多価不飽和脂肪酸なので加熱すると酸化しやすいため、がん予防に良い食べ方は、生のお刺身などで召し上がるのが良いでしょう。

●ブロッコリー

ブロッコリー。その濃い緑色は、緑黄色野菜の代表格のひとつです。そんな見るからに健康的で身体に良さそうなブロッコリーですが、見た目だけではありません。しっかりと栄養成分を蓄えている野菜なのです。

ブロッコリーは、アメリカのホームパーティでは、必ずといって良いほどサラダで出てくる、ビタミンCの供給源として人気の野菜です。大きなボウルに山盛りに、ブロッコリーとカリフラワーの緑と白の塊が出てきます。

ブロッコリーの栄養素は、β-カロテン、ビタミンB軍すべて、そしてビタミンCは120mg／100gとレモンの100mgより多くなっています。

さらにがん予防効果のあるスルフォラファンも含んでいるという頼もしさです。また解毒作用や肝臓への効果など、さまざまな健康効果も次々と発見されています。

最近、「糖質抜きダイエット」が話題ですが、主食代わりにブロッコリーを食べているという人もいます。ボリュームがあって、100g・33kcalとエネルギーが低いからでしょう。

スルフォラファンという、がん予防効果がある成分を含んでいるので、常に食べたい野菜です。

4　かぼちゃ　＋　オレンジ

抗がん作用のあるかぼちゃのカロテンが、がん予防効果のあるオレンジのビタミンCを守る

●かぼちゃ

かぼちゃは積極的に食事に取り入れたい緑黄色野菜です。

寒い季節になると、より一層おいしくなります。おいしいだけではなくがん予防や、アンチエイジングなどの効果のある、豊富な栄養素を含んでいるのです。

かぼちゃには、日本かぼちゃや西洋かぼちゃ、そうめんかぼちゃがありますが、スーパーなどで販売されているのは、ホクホクしている西洋かぼちゃです。西洋かぼちゃは、日本かぼちゃの91kcal／100gと約倍のエネルギーがあります。

栄養価は、β－カロテンがずば抜けて多く、他にビタミンC、ビタミンE、葉酸、

カリウムを含みます。β－カロテンは体内に取り込まれるとビタミンAと同じ効果を発揮しますが、特に重要な働きとして抗がん作用をはじめとする免疫機能の強化が挙げられます。

かぼちゃの種はリノール酸をはじめ、オレイン酸、パルミチン酸、ステアリン酸などといった不飽和脂肪酸が豊富に含まれています。さらに、「若返りのビタミン」とも呼ばれるビタミンEや各種ミネラル類、植物ステロール、リグナン類やカロテノイドも含まれています。

●オレンジ

最近の研究で、1日1杯オレンジジュースを飲むと、肝臓がんや大腸がん等のさまざまながんの予防に良いと言われました。こんなに身近なジュースで、がんが予防できるなんてとても嬉しいことです。オレンジでもほぼ同じ効果が得られます。

オレンジにはビタミンCと葉酸が豊富に含まれています。ビタミンCには抗酸化作用があるので、錆び付いた細胞を元気にし、がん予防効果や免疫力を上げて病気になりにくくします。

葉酸はビタミンB群の仲間で、ほうれん草から発見され、体の細胞作りに大変重要な役割を持っています。ビタミンCと葉酸が、毎日体が受けているストレスや、吸い込んだ悪い空気や化学物質などによって発生した活性酸素を取り除いてくれます。

成人の1日当たりのビタミンC必要量は100mgですが、オレンジ1個（約200g）で80mgとることができます。

5　牡蠣《かき》　＋　わかめ

牡蠣の旨味成分のタウリンは、
わかめのアルギン酸により吸収が高まり、
がん予防効果が得られる

●牡蠣

その栄養価の高さから「海のミルク」と呼ばれています。

昔から牡蠣は栄養豊富な食材として知られています。西洋では紀元前から滋養強壮食として使用され、ローマ帝国の皇帝シーザーが牡蠣を求めてイギリス遠征をしたという伝説も残っています。

日本でも縄文時代の貝塚からも殻が見つかっており、古くから食用とされてきたことがわかっています。『古事記』などの古い書物にたびたび登場しています。

牡蠣の栄養価は、タンパク質、ビタミンE、ビタミンB_{12}、葉酸、カルシウム、マグネシウム、鉄分、亜鉛、銅などの、ビタミン、ミネラルを多く含む上に、旨み成分でもあるタウリン、グリコーゲン、コハク酸、グリシン、アラニンなどのアミノ酸も豊富な驚くべき食材です。

タウリンは牡蠣の旨味成分ですが、タウリンはあのヌルヌルした成分の中に含まれています。このタウリンにがん予防効果があると言われています。

牡蠣の糖質のほとんどはグリコーゲンです。タウリンもグリコーゲンも肝機能を強化する働きがあります。グリコーゲンは体内のエネルギーが不足したときに糖質に変化するため、疲労回復に必要な栄養素です。「コハク酸」や甘みのある「グリシン」といったアミノ酸も含まれているため、それらが相まって牡蠣独特の旨みがあるのです。

●わかめ

味噌汁によく登場する食材の一つがわかめです。わかめにはヨウ素がたっぷりと含まれています。このヨウ素が放射能による甲状腺がん予防に効果があると言われています。

昆布やわかめなど海藻類の成分の一つ、ヌルヌル成分の「アルギン酸」の作用によるストロンチウム（ベータ線）の、体内吸収予防&排出効果があります。

アルギン酸は、昆布やわかめなどの海草に含まれる食物繊維で、日常的に摂取しておくことで、放射性ストロンチウムの体内取り込みを低減させるのだそうです。

6　まいたけ　＋　豚レバー

βグルカンを含むまいたけの抗がん作用を、豚レバーのビタミンB_2が、効果を高めてくれる

●まいたけ

鍋料理に欠かせないきのこ。まいたけは食べて舞いあがるほどの美味しさからきているとされています。きのこはカロリーが低いので毎日でも食べられますし、スーパーでもほぼ1年中安価で購入できます。

日本には1500種類のきのこがありますが、中でも、このまいたけにがん予防効果があるという驚きの報告がありました。そこでまいたけの実力のほどをご紹介しましょう。

きのこの中でまいたけは、しいたけと並んでβ－グルカンが多いきのことされてい

ます。

きのこ類に含まれるβグルカンは、多糖類で食物繊維の一種です。多糖類は、人がもともと持つ免疫力をマクロファージ、T細胞、NK細胞といった免疫細胞を活性化し、免疫力を高める働きをすることで、がん予防効果が得られます。

腸の中には悪玉菌がたまりやすいので、善玉菌を増やし免疫力アップすることが大切です。β－グルカンは、胃で消化されずに腸まで届き腸内環境を整えて、免疫力を高める効果があります。

β－グルカンの食物繊維は不溶性食物繊維で水に溶けにくく、老廃物をしっかり絡めとり排出させるので、便秘解消効果も期待できるのです。これも大腸がん予防効果をもたらします。常食することでさらに効果が高まります。

●豚レバー

焼き鳥やで人気のレバー。美味しいお店のレバーは本当に美味です。レバーは苦手な人も多いようですが、がんが心配ならこの際食べてみてはいかがでしょうか。

レバーの中で最もビタミンB_2の多いのが豚肉のレバーです。

ビタミンB_2は、牛乳から発見されたビタミンで、「リボフラビン」とも呼ばれ、動物性食品に多く、植物性食品にもわずかに含まれ比較的夏に強いビタミンです。脂質とタンパク質の分解に働き、肥満予防につながる栄養素です。

ビタミンB_2は、活性酸素によって脂質が酸化してできる「過酸化脂質」を分解する働きもあることで、がん予防効果があります。健康な皮膚や髪の毛、爪などをつくり、子供の成長も促進します。不足するとニキビや口内炎ができやすくなるため、「美容ビタミン」としても知られています。

7 大豆 ＋ チーズ

大豆サポニンのがん予防効果を、
チーズのビタミンB_2がさらに高める

●大豆

古くから日本人に食べられてきた大豆。「畑の肉」と呼ばれるくらいに栄養豊富な食材です。肉食を禁じられた僧侶たちの栄養源でもありました。

大豆の栄養価は、脂肪、ビタミンB_1、ビタミンB_2、ナイアシン、ビタミンB_6、葉酸、パントテン酸、ビオチンといったビタミンB群はじめ、ビタミンE、カリウム、カルシウム、マグネシウム、鉄、亜鉛、銅、マンガンと畑の肉に恥じない、じつに多くの栄養素をたっぷりと含んでいます。

脂肪はレシチンで、役割は記憶や学習といった脳機能の保全ですが、脂質の代謝にも深く関わっており、ダイエットにも重要な働きを担っている栄養素です。

大豆にはこれ以外に、ポリフェノールで女性ホルモンの働きをすると言われるイソフラボンやサポニンが含まれます。サポニンは、植物の葉や根、茎などに含まれており、不快な味である苦味やえぐみ、渋みなどの原因となっている成分です。このサポニンには動脈硬化予防の他に、がん発生の予防効果があることが最近わかってきました。

サポニンは水を加えると泡立つ性質があり、血管に存在するコレステロールや脂肪などを洗い流し、動脈硬化を予防する働きもあります。

●チーズ

古代ギリシャ・ローマ時代から食べられてきたチーズ。革袋に入れていた乳がたまたま発酵したのがきっかけで食べられるようになったと言われます。

チーズの栄養価は、タンパク質、脂肪、ビタミンB_2、葉酸、カルシウムなどです。種類が多く105kcal／100gのカロリーの低いカッテージチーズから、475kcal／100gとカロリーの高いパルメザンチーズまで、熱量も味もさまざまです。

このチーズにがん予防効果があるということが最近言われ出しました。なんでも、イタリアで5000人以上の中年男女を調査した結果によれば、チーズを週400g以上食べている人は、週240g以下しか食べていない人より大腸がんの発症率が低かったそうです。

お勧めのチーズは、乳を発酵させて作ったナチュラルチーズです。カマンベール、パルメザン、モッツアレラチーズなどがあります。

ナチュラルチーズは、60度以下で加熱されているため、乳酸菌などの効果がえられます。

8　ナッツ　＋　魚

ナッツと魚のオメガ3脂肪酸（セレニウム）で、膵臓がん、前立腺がんの予防効果が

●ナッツ

ナッツは主に製菓用や洋酒のおつまみとして食べられますが、おいしく、カロリーも高いので、ダイエット中の人は食べ過ぎに注意しましょう。

このナッツにがんを予防する効果があると言われています。オメガ3系脂肪酸、オメガ9系脂肪酸、食物繊維、ビタミンEといった健康に良い成分が多く含まれています。

血中コレステロール値を下げ、不整脈のリスクを減らし、血液をサラサラにすることが知られています。さらに最近では、ナッツ類を食べると、がんを含むあらゆる病気で死亡するリスクが、20%も低下するという研究成果が発表されました。

ナッツとがんや生活習慣病に関しては、オランダのマーストリヒト大学がピーナッツ、それ以外のナッツ、ピーナッツバターの摂取量と原因別死亡率との関係を、55〜69歳の12万人を超える男女を長期的に追跡調査して結果を分析しています。

この調査では、ひと握り程度のナッツまたはピーナッツ15g（20〜30粒程度）を毎日食べた人たちは、それらを摂取しなかった人たちと比べ、がん、糖尿病、呼吸器疾患、心臓病と神経変性疾患を含む多くの病気で、死亡するリスクが低いことが明らかになっています。

また、2015年、ハーバード公衆衛生大学院の調査でも「日常的にナッツを食べている人はがんや心臓の死亡リスクが減り、赤身の肉を食べている人は死亡リスクが上がる」とのデータがあります。さらに、ミネソタ大学の研究チームは「ナッツがかんを予防する」という研究を発表しました。効果の認められたがんは、膵臓がん、子宮内膜がん、結腸直腸がんだそうです。

●魚

「魚を食べる人は膵臓がんリスクが低い」という報告がなされました。

国立国際医療研究センターなどの研究チームが実施した研究結果では次のようになります。

岩手、秋田、長野、沖縄、茨城、新潟、高知、長崎の9保健所で、がん既往歴のない45～74歳の男女8万2024人を対象に、魚介類、n－3多価不飽和脂肪酸の摂取量と膵臓がんの罹患との関連を調べました。

参加者に1995年と1998年に食事に関するアンケート調査に回答してもらい、その後の膵臓がんの発症について、2010年末まで追跡した調査です。

その結果、魚介類から摂取したn－3脂肪酸、EPA、DPA、およびDHAが最大のグループでは、最少のグループに比べ、膵臓がんの発症リスクが20％低下することが判明しました。魚介類由来のｎ－３脂肪酸、ＤＨＡの摂取量が最大のグループでは、最少のグループに比べ、膵臓がんの発症リスクが30％低下していました。

膵臓がん発生に慢性の炎症が関与しており、魚介類由来のｎ－３脂肪酸を多く摂取することで、軽減できる可能性があるとのことです。（糖尿病ネットワークホームページより抜粋）

9　りんご　＋　ヨーグルト

りんごのペクチンがヨーグルトの乳酸菌とで、善玉菌を増やして腸内環境を整え、大腸がんを予防

●りんご

世界中で人気があり、食べられている果物で、離乳食から病人食にまで登場します。

お腹を壊している人にも便秘の人にもお勧めできる、広範囲に食べることができる果物です。

りんごには、有機酸のクエン酸やペクチンという食物繊維が多く含まれていますが、この他に、リンゴポリフェノールがたっぷり含まれていて、抗酸化作用が非常に強くがん予防、抑制にひと役買ってくれる頼もしい存在と言われています。

平成14年にアサヒビール（株）と弘前大学医学部との共同研究の学会でも、リンゴポリフェノールの抗酸化作用は、「がん細胞が自殺するよう誘導する働きがある」という、マウスによる実験結果を発表しました。

リンゴペクチンは水溶性の食物繊維ですが、腸内環境を整え善玉菌を優位にする力が非常に強いのです。この腸の改善によって大腸がんのリスクが少なくなります。このリンゴペクチンは、温めた方がより効果が高まるとされていますので、リンゴによるがん予防・抑制効果を期待したいのであれば、加熱したリンゴを食べることもお勧めします。リンゴペクチンは、腸で善玉菌のエサになります。

●ヨーグルト

カスピ海ヨーグルトがブームになり、家庭でもヨーグルトを作ることが流行りました。

ヨーグルトは胃がんの原因の1つとされるピロリ菌の除菌効果があり、乳酸菌にも同様の効果があることがわかっています。

メーカーの明治は「OL2716乳酸菌がピロリ菌の数を減少させる」と研究データを公開しています。

ヨーグルトの乳酸菌は腸内バランスを整え、大腸がんのリスクを高める「ウェルシュ菌」を抑制し、免疫力を高め「がんにかかりにくい」体を作ると言われています。

ピロリ菌感染経験者は、ピロリ菌に感染したことがない人に比べ、「胃がんのリスクが5～10倍になる」ことが報告されているそうです。さらに「高血糖、喫煙者は胃がんを発症する確率が11倍」にもなるとも言われています。

大腸がんになる要因は、食生活によるものが大きいと考えられます。脂肪の摂り過ぎ、食物繊維の不足などバランスの悪い食生活により、腸内環境が悪化して悪玉菌が増えてしまいます。

悪玉菌の「ウェルシュ菌」は、腸でタンパク質を分解してニトロソアミンと呼ばれる発がん物質をつくりますが、善玉菌を増やすことで、腸内環境が良くなり大腸がんを予防します。

10 ローズマリー ＋ オリーブオイル

ローズマリーのロズマリン酸と、オリーブオイルのオレオカンタールで、がん予防の効果が

●ローズマリー

日本人がハーブを日常的に使用するようになって久しくなりますが、ローズマリーはハーブの代表的な存在です。

若さを保ち健康で長生きすることは人類永遠の願望です。

中世ハンガリーのエリザベス女王は、ローズマリーを処方した化粧水で若さと美しさを保ち、77歳のときに隣国のポーランド国王に求婚されたという歴史が残っています。

これはローズマリーのアンチエイジング効果によるものです。ローズマリーは若返りの精油として、集中力、記憶力を高め元気にしてくれます。地中海原産のシソ科のハーブで、清涼感のある強い香りと、独特のほのかな苦みが特長です。

ヨーロッパでは古くからお料理やハーブティとして親しまれてきました。ステーキやシチュー、バーベキューなどヨーロッパの肉料理には必需品で、ローズマリーの花から取った蜂蜜は最高級品で希少価値があります。

ローズマリーに含まれるポリフェノールのロズマリン酸には、強い抗酸化力があり体のサビを取り除く働きをして、抗菌、抗ウイルス、循環器系や消化器系の強壮効果や、体をがんから守る働きがあります。他に老化防止、肝臓、胆のうの強壮など、消化器系の不調回復に役立ちます。

●オリーブオイル

オリーブオイルは、紀元前4000年ごろから使用されていたことが、古代の遺跡からわかっています。その元のオリーブは、歴史上最も古いハーブと言われ、紀元前3000~2000年に栽培が始まっています。

日本では明治41年に、小豆島に伝えられています。

オリーブオイルは日本の食卓にも定着してきました。

酸化しにくい油として炒め物などにも利用されるようになりました。健康に良いとされる地中海料理は、トマトとオリーブオイルが中心の料理です。

エキストラバージンオリーブオイルは、オリーブの果実を搾ってろ過しただけの、一切化学処理をしない油です。このオレオカンタールという成分が、正常な細胞を傷つけることなく、がん細胞だけを殺すという研究結果が出され注目されています。

調査研究をしたのは、米国ニューヨーク市立大学ハンター校を中心とした研究グループで、がんの分子細胞生物学分野の専門誌「モレキュラー・アンド・セルラー・オンコロジー」誌（2015年1月23日）で報告されています。

第五章　がんが逃げ出す最強の料理20品

1　ニラレバ炒め

ニラの匂い成分のイオウ化合物が、がん細胞の増殖を抑制し、細胞死（アポトーシス）を招く。レバーにはがん予防効果のあるビタミンAが多量に含まれている。

「ニラレバ炒め」は、文字どおりニラとレバーを炒めた料理で、ビジネスマンに人気ナンバーワンのメニューです。

ニラは豚肉とも相性が良い野菜です。ユリ科ネギ属の野菜で『古事記』や『正倉院文書』にも出てくるほど、古くから食べられていた野菜ですが、当時のニラは薬用食材・薬草であり、食べる場合も薬膳として粥《かゆ》に入れるなどが一般的だったようです。

匂いの成分は、イオウ化合物の一種のアリシンです。

原産地は東アジア、中国北部～モンゴル辺りで自生していたと考えられており、今から3000年以上前には栽培が行なわれていたようです。日本には弥生時代に中国から渡来したと考えられています。

ニラの栄養価は、β-カロテンやビタミンC、ビタミンK、カルシウム、リン、鉄、食物繊維など、ビタミン、ミネラルが豊富です。造血作用のある葉酸やクロロフィルなども含んでいます。

匂いの元のイオウ化合物は、ビタミンB_1の吸収を促進するとともにビタミンB_1の効果の持続時間を長くするなどの働きがあります。

抗酸化作用も発揮することから、アンチエイジング効果や抗がん作用、血栓の予防・改善などが期待できます。

ニラの栄養価を生かす調理のポイントは、炒め物などでは火が通りやすいので、手早く仕上げるのがコツ。香り成分が揮発性なので、加熱により弱まります。

レバーは数ある食品の中でも、がん予防に最強の食材です。

低脂質、低カロリーで、良質なタンパク質なのでがん予防効果だけでなく、ダイエットや筋トレ中の方にもお勧めできます。

レバーの栄養価は、ビタミンA、ビタミンB_2、ビオチン、葉酸、鉄を多く含みます。鉄分はヘム鉄と呼ばれる栄養素で、植物性の非ヘム鉄より5〜10倍の吸収率があるとされています。鶏、豚、牛のどれでも良いのですが、最も抗がん作用が大きいのはビタミンAの多い鶏レバーということになります。

2　生姜入り水餃子、大根おろし添え

生姜の主成分ジンゲロールのショウガオールには、抗炎症作用があるので、がん予防効果が得られる。

中国では、餃子といえば「水餃子」のことを言い、日本と同じく人気メニューで、

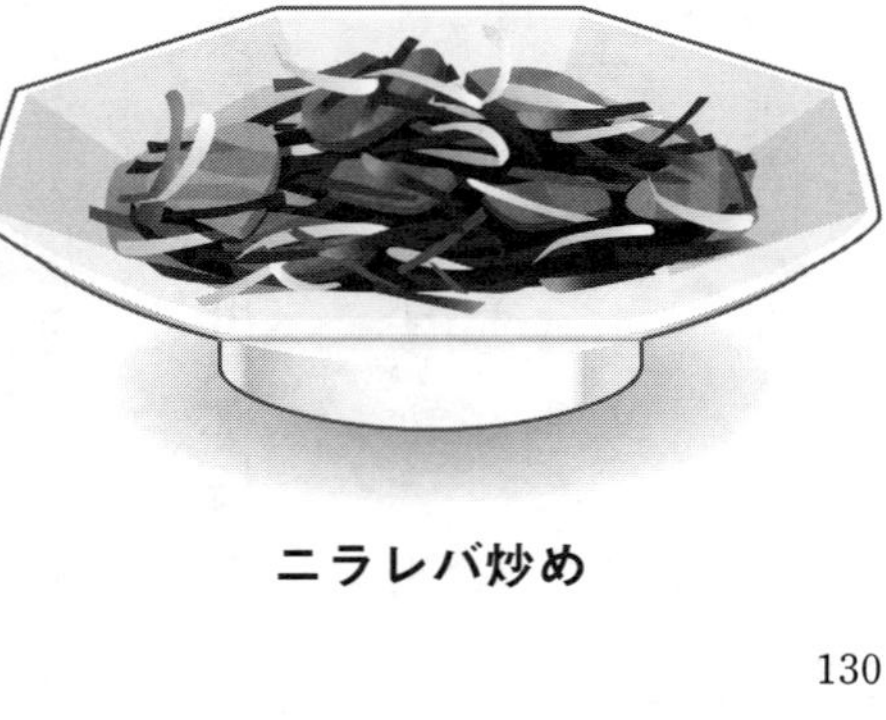

ニラレバ炒め

お祝い事には欠かせません。この餃子に生姜を入れる家庭もあります。

中国料理の3種の神器はネギ、ニラ、生姜です。

生姜は中国から渡ってきました。日本で最古のスパイスで、「はじかみ」として神代の昔から使われていたようです。

生姜の主成分はジンゲロールで、乾燥、加熱するとジンゲロンとショウガオールが発生します。香りはジンゲロンで、特有の辛味はジンゲロールとショウガオールです。

生姜には薬効があり、漢方では乾姜《かんきょう》として古くから知られています。効能は以下のようになります。
①がん予防効果
ジンゲロール、ショウガオールには、抗炎症作用があることで、がん予防効果が得られます。
②殺菌・消毒作用

お寿司に添えられるガリは、生姜の殺菌作用を利用したものです。また、魚や肉の臭み消しとして使われます。

③体を温め・発汗作用

ジンゲロール、ショウガオール、ジンゲロンには、体を温め発汗を促すことで、解熱効果もあります。

④血行促進作用

ジンゲロール、ショウガオール、ジンゲロンには、血行改善作用があります。

生姜は生より乾燥したものか加熱したもののほうが体が温まります。30度を超えると、ジンゲロールがショウガオールに変化し始め、100度になるとショウガオールが多くなるのです。皮にも薬効があるので、皮も使うようにしましょう。

餃子の中身の肉はタンパク質で、高温で加熱されると突然変異を起こす物質ができ、これは発がん物質でもあるので、焼き餃子より水餃子がお勧めです。

肉の調理には低温調理をお勧めします。従来の温度より低い温度で加熱し、素材にストレスをかけずに火を入れる調理法のことで、タンパク質が60度前後で凝固し、68度から「分水作用」（水分が抜けること）が始まる温度帯を利用したものなのです。

水餃子もこの低温調理法が可能です。

この方法で調理すると、ゆっくりと温度が上がるため、細胞の繊維が縮みにくくなるので肉汁の流失が少なくなり、全体に火が入りジューシーな味わいになります。

3　筑前煮

鶏肉、にんじん、ごぼう、いんげん、コンニャクは、それぞれがん予防効果のある食材。

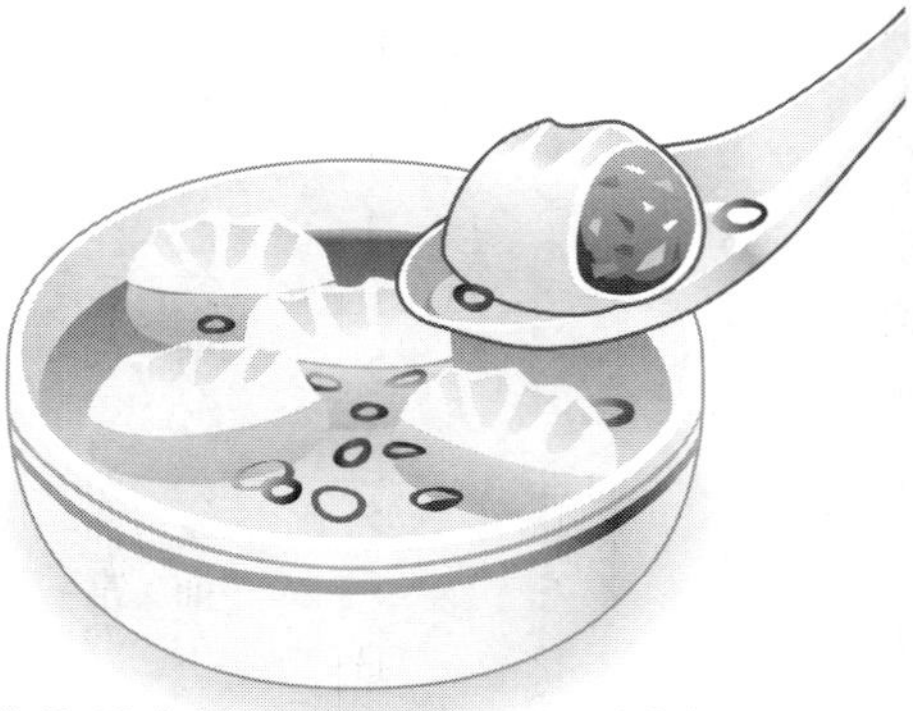

生姜入り水餃子、大根おろし添え

「筑前煮」は鶏のもも肉、干しシイタケ、タケノコ、れんこん、人参、ごぼう、絹さや、こんにゃくなどを一口大に切って油で炒め、甘辛く煮た代表的な煮物で、がめ煮とも言われます。

筑前煮の名前は、筑前地方からの命名で、煮る前に炒めて作るところが通常の煮物と違っています。筑前地方で好んでよく作られたところから「筑前煮」の名前がついたそうです。

筑前煮の栄養価は、タンパク質、脂肪、ビタミンB_2、ナイアシン、ビタミンB_6、パントテン酸、亜鉛、食物繊維を含み、バランス良く栄養が摂れます。

鶏のもも肉は良質なタンパク質や脂肪、ナイアシン、パントテン酸、亜鉛を含み免疫力を高めスタミナがつきます。

脂肪は、血中コレステロールを抑える不飽和脂肪酸（オレイン酸やリノール酸）が多く、血栓を予防する働きがあります。

干しシイタケには、β－グルカンというがん予防効果のある成分が含まれます。かさの部分に多いエリタデニンは、血圧を下げる効果があります。しいたけは干すことで、エルゴステリンによりビタミンDができるので、骨粗鬆症予防も得られます。

タケノコには、アミノ酸のチロシンと食物繊維が豊富です。チロシンはタケノコを切った時に見られる白い粉状の物質です。頭の回転を良くする働きがあります。

れんこんは、デンプンが主成分で、ビタミンCが100g中48mgとパパイヤの50mgに匹敵します。メラニン色素の沈着を防ぎ、シミ、ソバカスの予防効果があります。食物繊維も多く含まれ整腸作用も得られます。

人参は、α-カロテンとβ-カロテンを多く含む緑黄色野菜。体内でビタミンAとして働くので、がん予防効果があります。

ごぼうは不溶性食物繊維ですが、リグニンの仲間のアルクチゲニンには、がんの増殖を抑える効果と細胞死を起こすアポトーシス効果があります。

絹さやは、β-カロテンやビタミンC、食物繊維を含む緑黄色野菜です。お料理に爽やかな彩《いろど》りを添えます。

こんにゃくには、グルコマンナンという水溶性食物繊維が豊富です。こんにゃくが

「腸の砂おろし」と言われる所以《ゆえん》は強力な整腸作用によるものです。腸の健康のために週に1度は食べたい食材です。大腸がん予防効果があります。

サラダ油は、筑前煮にコクを与えて美味しくするだけでなく、干し椎茸のビタミンDや人参、絹さやのカロテン類の吸収を高める効果があります。サラダ油には、ビタミンEも多く含まれるので、アンチエイジング効果や血行促進効果が得られます。

人気の煮物だけあって、たった1品でこれだけの栄養が得られるのはすごいですね。

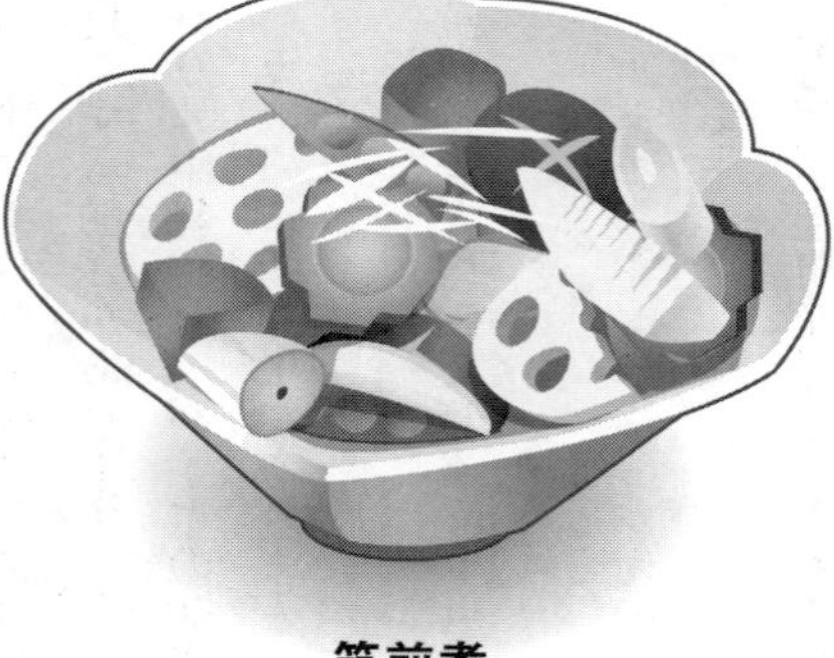

筑前煮

4　まぐろの山かけ

まぐろには不飽和脂肪酸のＤＨＡ、ＥＰＡが豊富に含まれ、赤身部分に含まれるセレンに抗酸化作用があり、老化防止や免疫力を高め、がん予防効果が期待できる。ヤマイモのジオスゲニンに大腸がんを予防する働きがある。

「まぐろの山かけ」は、老若男女を問わず人気メニューの一つです。見ただけでも食欲をそそり、スタミナがつきます。

まぐろはサバ科マグロ属の回遊魚で、呼吸するために泳ぎ続けることを運命づけられた魚で、夜の間もやや代謝を低くして速度を落としながら泳ぎ続けます。

まぐろは、クロマグロ、キハダマグロ、メバチマグロ、などの種類があります。

まぐろの栄養価は、良質のタンパク質と不飽和脂肪酸のＤＨＡＥＰＡ、鉄、タウリン、ビタミンＥなどを豊富に含みます。

タンパク質には、必須アミノ酸のトリプトファンが豊富に含まれます。

トリプトファンは体内でナイアシンの原料になるほか、精神安定や睡眠に関与する神経伝達物質であるセロトニンやメラトニンの原料となるので、精神安定、不眠症の改善などに効果があります。

赤身とトロとではカロリーが3倍も違います。赤身は100g当たり110kcalで、トロは脂肪が多く344kcalです。

まぐろの赤身は脂肪が少なく、高タンパクでヘルシーなので、肥満が気になる人は赤身を選ぶと良いでしょう。この部分にはセレンも含まれています。セレンには抗酸化作用があり、老化防止、免疫力を高め、がん予防などの効果が期待できます。山かけには赤身の部分が使われます。

トロの部分に多いEPAやDHAは血液をサラサラにし、高血圧、動脈硬化、脳梗塞、心筋梗塞の予防と改善に効果があります。

血合い部分には血中のコレステロールを下げるタウリンや、貧血を予防改善する鉄が多く含まれています。また、強い抗酸化作用を持つビタミンEも多く含まれ、老化を防止します。

ヤマイモは栄養価の高い食材で、昔から滋養強壮や疲労回復に効果的なことから、「山のうなぎ」と言われています。縄文時代以前から食べられていたようです。

ヤマイモの種類はたくさんあります。自然薯、長芋、いちょう芋、つくね芋、とろ芋などがあります。

ヤマイモの栄養価は、ビタミンB_1、ビタミンC、カルシウム、カリウムなどが豊富に含まれています。

サポニンと呼ばれる成分が血管壁に付着したコレステロールを除去する働きもあります。サ

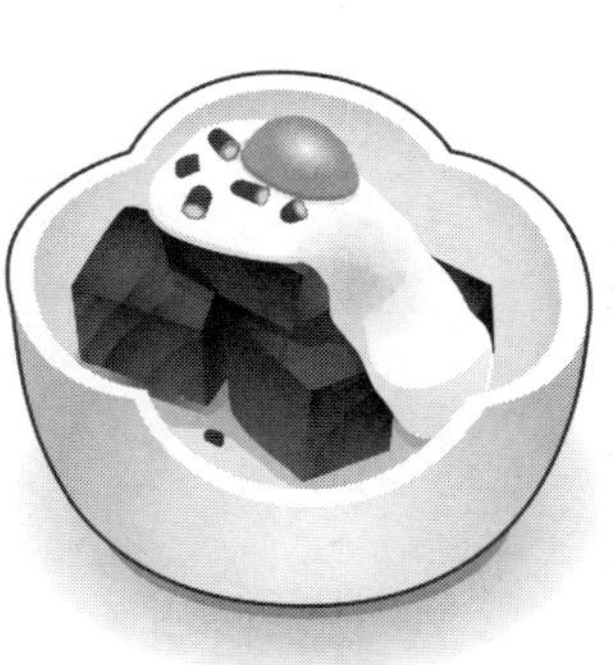

まぐろの山かけ

ポニンには抗酸化作用もあり、解毒作用の成分とともに肝臓の健康を促進します。

ネバネバ成分にはジオスゲニンという有効成分も含まれていて、静岡県立大学の研究グループによって、大腸がんを予防することが分かりました。高血圧の予防などの働きもあります。

5　ターメリックたっぷり野菜カレー

カレーに使われるウコンのクルクミンは脂溶性だが、油で炒めて作るので、吸収が促進され、がん予防効果が得られる。


ターメリック（ウコン）といえばカレーです。カレーのあの食欲をそそる黄色い色はターメリックによるものです。

子供からお年寄りまで、大好物のカレー。今や国民食となっているのは、日本ばかりではありません。あの誇り高き国イギリスの人々にまで浸透しています。インドでは、カレーのルウは市販されていなくて、各家庭の台所にはスパイスがずらりと並んで家庭の味があり、代々受け継がれます。

ウコンは、ショウガ科ウコン属の多年草で、日本最大の産地は沖縄です。

3000年前にはインド東部で栽培が始まったと考えられており、日本には平安時代に沖縄に伝わり、江戸時代には広く庶民の生活にまで普及しています。

世界には約50種類ものウコンの仲間が存在していますが、主として健康食品としてのウコンを指《さ》して言う場合、日本原産の「秋ウコン」、「春ウコン」、「紫ウコン」の3種のことを指す場合が多く、秋ウコンが二日酔いや肝臓の強化などに多く用いられています。

「秋ウコン」は、別名ターメリックといい、カレー粉に使用されています。

抗酸化作用の働きからがんの発生やがんの増殖を抑える効果があるとされています。また、肝臓に良いとされる有効成分クルクミンは春ウコンに比べて約10倍以上も含有しています。肝臓を強化する働きがあり、アルコールを摂取する約1時間前に服用すればその効能を得ることができると言われています。

「春ウコン」は正式名称を「姜黄（キョウオウ）」と言い、胃腸に良いとされ抗がん作用もあると言われている精油成分を秋ウコンに比して約6倍程度含んでいます。

「紫ウコン」は正式名称をガジュツと言い、ピロリ菌除去作用があり、胃潰瘍や十二指腸潰瘍予防効果があるとされています。

カレーには人参や玉ねぎが使われます。人参にはβ－カロテンが多く、摂取したβ－カロテンが体内でビタミンAに変化し、効果を発揮するということです。

β－カロテンの抗酸化作用にがん予防や抑制の効果が期待できます。玉ねぎには、ポリフェノールのケルセチンが含まれ、抗酸化、抗血栓

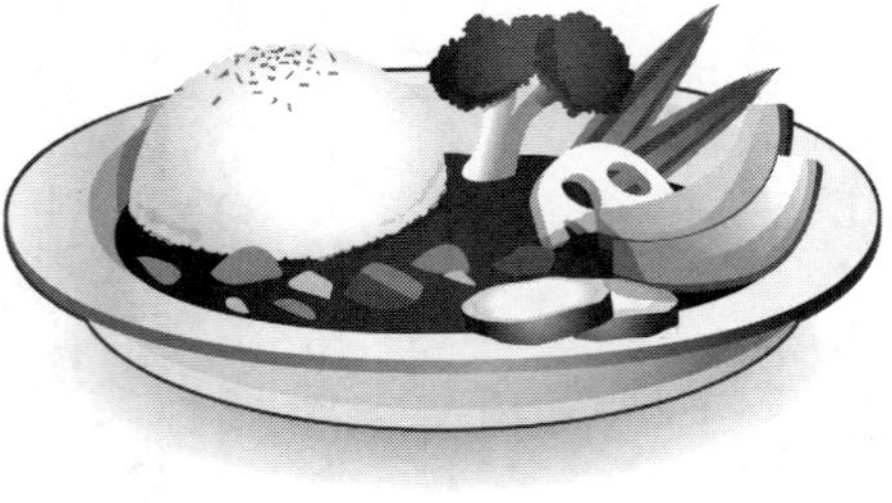

ターメリックたっぷり野菜カレー

作用が強く、さらに乳がんや直腸がんの増殖抑制効果が高いことが明らかにされています。

6　バジル入り野菜サラダ、アーモンド添え

バジルの香り成分テルペンとフェノールに、がんを引き起こす活性酸素を抑える働きがあり、生のアーモンドのベンズアルデヒドに、がん予防効果がある。

人気のハーブ、バジルです。生でサラダとして食べることをお勧めします。

イタリア料理の人気とともに、日本のスーパーでも売られるようになりました。人気のピザのマルゲリータは、バジルとモッツァレラチーズの組み合わせです。

バジルには、スイートバジル、ダークオパールバジル、パープルラッフルバジル、プッシュバジル、シナモンバジルなどの種類がありますが、一般的に料理に使われているのは、スイートバジルで、バジリコともいい、和名はウメボウキです。

ヨーロッパでは、神経鎮静作用や頭痛止めに効果があるとして用いられています。江戸時代に目の病気に使われていました。

バジルは、シソ科メボウキ属の多年草で、原産地は南ヨーロッパ、ユーラシア大陸熱帯地域、北アフリカです。

バジルの栄養価は、β-カロテン、ビタミンB群、ビタミンC、ビタミンE、ビタミンK、マグネシウム、カルシウム、鉄、亜鉛、食物繊維などを含みますが、いずれも野菜の中でトップクラスです。

β-カロテンは、抗酸化作用により病気や老化の原因となる、活性酸素の発生を抑える作用があり、免疫力を高める働きもあります。カルシウムを骨へ定着させる作用のあるビタミンK、カルシウムの骨からの溶出を防ぐマグネシウムの含有量も多いので、骨粗鬆症の予防効果があります。

バジルの爽やかな香り成分はテルペンとフェノールです。この香り成分にがんを引き起こす活性酸素を抑える働きがあります。また、体内に潜むがん遺伝子の働きを抑制します。精神安定作用もあります。

アーモンドはカロリーが高そうなので、ダイエット中の女性には敬遠されがちですが、実際はそれほどでもないので、もっと食べてほしいナッツです。

バラ科モモ属の種子で、原産地はアジア西南部、アメリカのカリフォルニアが最大の産地です。

アーモンドの栄養価は、脂肪、食物繊維、ビタミンE、鉄、亜鉛、カルシウム、マグネシウムを多く含みビタミン、ミネラルをバランス良く含んでいます。

食物繊維はごぼうの2倍、便秘予防効果やデトックス効果が得られます。

ビタミンEがひじょうに多いので、アンチエイジング効果や認知症防止にも効果的。鉄分が

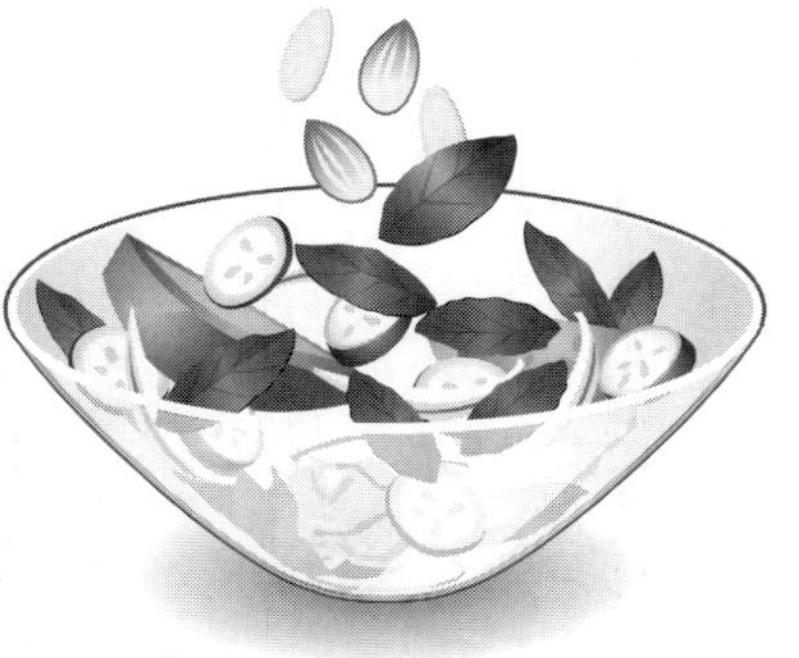

バジル入り野菜サラダ、アーモンド添え

多く貧血予防効果もあります。

カルシウムとマグネシウムのバランスも良いので、骨粗鬆症予防にも効果的です。70％を占めるオレイン酸は酸化しにくく、悪玉コレステロールを取り除きます。１日に20粒程食べると美容と健康に良いとされています。

がんに効果があるのは、生のアーモンドのベンズアルデヒドと言う物質です。

7　プルーン・ヨーグルト

プルーンには、ネオクロロゲン酸にがん予防効果があり、ヨーグルトには胃がんの原因、ピロリ菌の除菌効果が。


ヨーグルトにプルーンなどの果物を入れて食べると、美味しく栄養面でもがんの予防に効果が増します。

プルーンは美容効果があるとして女性に人気の果物で、干したカリフォルニアプルーンが有名です。

ヨーロッパでは古くから薬効がある果物として知られています。

ローマ帝国初期の『博物誌』にプルーン栽培の記述がある事から、２０００年前には栽培も行なわれていたことがわかっています。その後、ヨーロッパ一帯へと広まっていきました。

日本では弥生時代ころ「日本すもも」と呼ばれるスモモが渡来。江戸時代ころからスモモを食べる習慣が広まり、明治時代には果樹園を作り栽培が始まっています。

プルーンはバラ科スモモ亜属の果物で和名は「スモモ」と呼ばれ、原産地は黒海とカスピ海の間、長寿の地域として知られるコーカサス地方です。

プルーンの栄養価は、β－カロテン、ビタミンB_6、ビタミンE、カルシウム、マグネシウム、鉄分、水溶性食物繊維のペクチンなどが多く含まれています。

ビタミン、ミネラルなどがバランス良く含まれているだけでなく、抗酸化作用の高いポリフェノールの一種であるネオクロロゲン酸にがん予防効果があります。

水溶性食物繊維は腸内善玉菌の増殖作用があり整腸作用があるので、便秘の解消だけではなく美肌にも効果的。アンチエイジング効果のあるビタミンEも豊富です。さらに鉄分が多いので、貧血の予防効果もあり女性に人気があります。

ただし、乾燥プルーンは100g当たり235kcalと生のプルーンより5倍近く高カロリーなので、食べ過ぎには要注意。

ヨーグルトは、健康食品を代表する食材のひとつ。幼児からお年寄りにまで親しまれています。

ヨーグルトの栄養価は、タンパク質、脂肪、ビタミンB_2、カルシウムなどを多く含みますが、何と言っても乳酸菌の効果。タンパク質も乳酸菌で分解されているので、吸収が良くなり、免疫力も高まります。腸の働きが最も活発になるのは夜10時～午前2時ですから、夕食後に食べると効果的。

ヨーグルトの乳酸菌は「善玉菌」で、ビタミンやホルモンの産生、消化吸収、脂質代謝、免疫の活性化、感染防御、腸の蠕動《ぜんどう》運動などを促す多くの役割をしています。

酸が腸を刺激することで蠕動運動が活発になり、消化吸収能力が高まるとともに、便秘予防効果や美肌効果が期待できます。食後に食べると胃酸が薄まっているので、乳酸菌が良い状態で腸に届きやすくなります。

腸には全体で6割の免疫細胞があり、ヨーグルトの乳酸菌ががん細胞やウイルスを排除するNK細胞を活性化させます。

胃がんの原因とされるピロリ菌の除菌効果もあります。

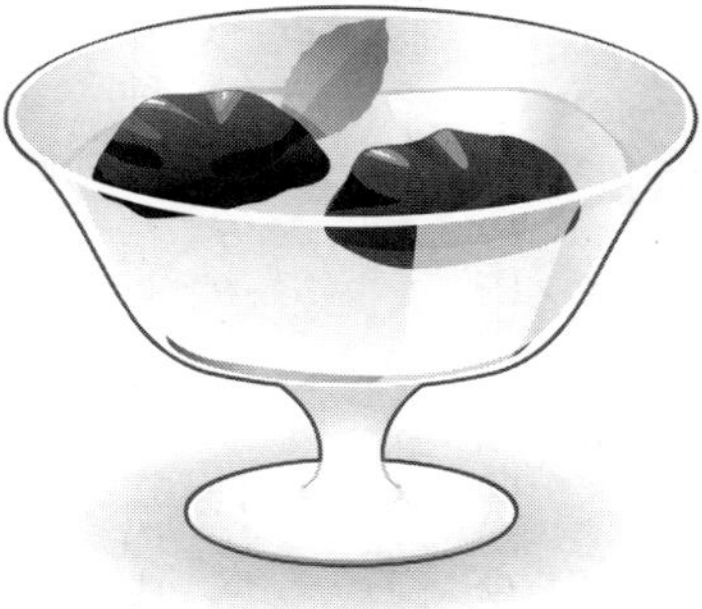

プルーン・ヨーグルト

8　イワシのアクアパッツァ

イワシのDHA、EPAにがんの芽をつむ効果が期待でき、トマトにはがん予防効

果のあるリコピンが含まれ、オリーブオイルでリコピンの吸収を高める。

アクアパッツァとは、魚介類をトマトやオリーブオイルなどとともに煮込んだイタリアの郷土料理。漁師が船上で調理していたということです。アクア＝水、パッツァ＝暴れる（狂う）という語源から、アクアパッツァ＝狂った水、とされています。

イワシ（鰯）は、古くから日本人に親しまれている魚です。『源氏物語』の作者紫式部《むらさきしきぶ》の好物だったことでも知られています。

イワシはマイワシ、ウルメイワシ、カタクチイワシの3種類を指します。この中でも、マイワシとウルメイワシはニシン科、カタクチイワシはカタクチイワシ科に属しており、一口にイワシと言ってもちょっとした違いがあります。

マイワシは、体長が大きく、身体に丸い点が7つくらいある日本人には馴染み深い種類。ウルメイワシは、目が潤《うる》んでいるように見えるのが名前の由来。脂肪が少なく、干物によく使われます。カタクチイワシは、体長は小さく、下あごが短く煮干しの材料によく使われます。

イワシの栄養価は、タンパク質、脂肪（DHA、EPA）、ビタミンA、葉酸、ビタミンB群やビタミンEが豊富に含まれており、DHA、EPAは、がんの芽《め》をつむ効果が期待できます。フライにすると50～60％DHAを損失します。

女性、とりわけ妊娠中や授乳中の方は、積極的に摂ると良い食材のひとつと言えます。また、カルシウムや鉄分なども豊富で、それらの吸収を助ける働きをするビタミンDも同時に含まれているため、イワシはこれ一つで丈夫な骨や身体を作ってくれる優秀な食材です。

トマトには体の中でビタミンAとなるβ－カロテンやリコピンやビタミンCを多く含まれます。リコピンはがん予防効果があり、オリーブオイルはリコピンの吸収を高める働きがあります。

リコピンはカロテノイドの一種で、トマトに含まれる自然に存在する脂溶性の赤色の色素です。カロテノイドは、緑黄色野菜に多く含まれ現在６００種類以上が知られています。赤みの強いトマトに多く含まれています。

β－カロテンのように体内でビタミンAに変わることはありません。

リコピンは、強力な抗酸化力が得られ、乳がん、肺がん、前立腺がんの予防効果があるとされています。また、血糖値を下げる、動脈硬化の予防、喘息の改善、美白効果、ダイエット効果などがあると言われています。

9　鶏胸肉のピカタ

鶏胸肉には、がんの予防に役立つ抗酸化作用の強い成分が多く含まれている。

卵に含まれるアミノ酸のメチオニンもがん予防効果があると注目されている。

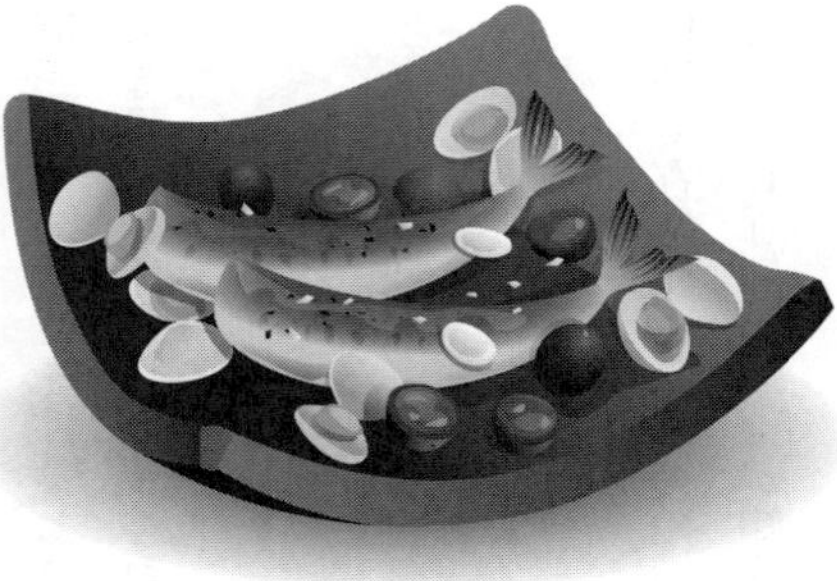

イワシのアクアパッツァ

「ピカタ」は、イタリア料理の一つで、薄切りの仔牛肉をソテーしてソースとともに出されますが、ここでは鶏の胸肉を使い卵と絡めます。アメリカでは鶏肉と言えば胸肉のことで、コレステロールの心配がないということで、人気があります。

日本の家庭では煮物が多いために、旨みのあるもも肉が人気です。

鶏は４０００年以上前、インドで飼育されていた赤色野鶏がさまざまな形で各国に渡り、世界中に広まったとされています。日本にはもともと存在せず、中国から朝鮮半島を経由して渡来したと言われています。

平安時代に中国から「小国（ショウコク）」と呼ばれる尾の長い鶏が渡来。当初は宮廷の闘鶏として愛用され、のちに各地の地鶏と混血し日本固有のものとなります。

鶏胸肉には、がんの予防に役立つ抗酸化作用の強いカルノシンやアンセリンが多く含まれていることが知られ、疲労回復の救世主としても、注目されているのです。それはイミダゾールジペプチドという成分です。

イミダゾールジペプチドとは、魚類や鳥類を含めた動物の筋肉、特に渡り鳥の羽を動かす筋肉や、常に泳ぎ続けているマグロの尾ビレなどに含まれている成分です。

鶏胸肉から、イミダゾールジペプチドの疲労回復効果が得られる量は１００mgだそうです。

イミダゾールジペプチドは熱に強いので、ピカタのように油で調理しても大丈夫です。

ピカタに使う卵の栄養価は、良質なタンパク質、脂肪、ビタミンB_2、ビオチン、セレンが豊富に含まれます。タンパク質には必須アミノ酸が含まれ、メチオニンはがん予防効果があると注目されています。脂肪はレシチンを含み健脳効果が。

ビタミンB_2は、脂肪燃焼効果があるのでダイエットに最適です。ビオチンは、腸内細菌に

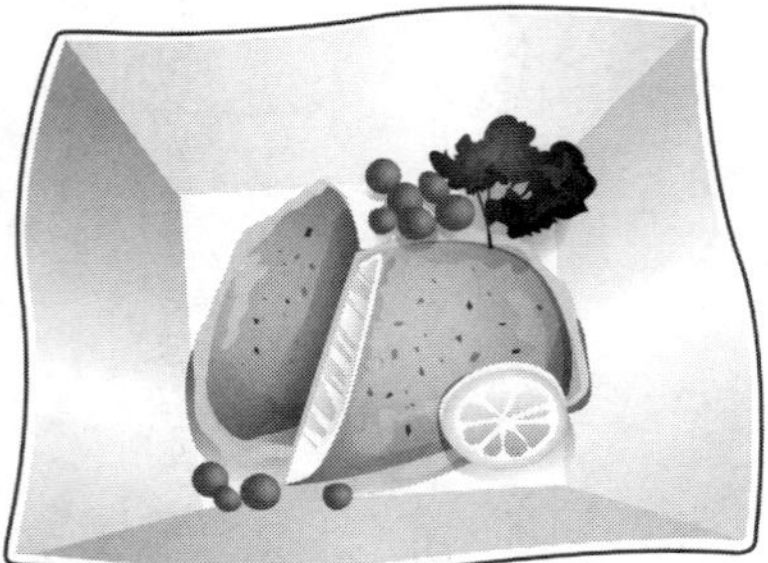

鶏胸肉のピカタ

よって作られるビタミンで、新陳代謝を整え、美肌効果があります。セレンには抗酸化作用もあります。

10　シイタケのポークストロガノフ

シイタケのβ‐グルカンにがん予防効果がある。

ロシア料理の人気メニューに「ビーフストロガノフ」があります。
「牛肉の薄切りを玉ねぎやマッシュルームと一緒に炒め、サワークリーム入りのソースで煮込んだ料理」で、素人《しろうと》でも失敗なく美味しくできる料理です。
牛肉の代わりに豚肉を使い、きのこはマッシュルームの代わりにシイタケを使ってみましょう。

牛・豚肉が食べられるようになるのは、明治5年に明治天皇が初めて牛肉を食され、政府も肉食を奨励するようになって以来のことです。明治後期になって安価な豚肉を使用した、とんかつ、カレーライス、コロッケが「日本三大洋食」として登場し、ますます豚肉が庶民に広まるようになりました。

豚肉は、タンパク質、脂肪、ビタミンB_1が多く含まれます。気になるコレステロールも、100g当たり脂身付きの加熱調理で76～77mgです。一日に80～100g程度なら大丈夫です。ビタミンB_1は、牛肉や鶏肉に比べて約10倍で、疲労回復効果があります。部位による栄養価の違いはあまりなく、全体に肉質が柔らかいという特徴があります。

シイタケは、日本料理の煮物や中華料理の人気メニューの八宝菜、炒め物などに欠かせないきのこです。干しシイタケとして利用できるので1年中食べることができます。

シイタケは、ホウライタケ科シイタケ属で、原産地はアジアの熱帯高地とされ、日本では大分県や宮崎県が主な産地です。

シイタケの栄養価は、ビタミンD（エリゴステロール）やβ－グルカンによる免疫力の向上や、エリタデニンによるコレステロール低下、血液サラサラ効果など健康維持や生活習慣病予防などに効果的な食材。

　食物繊維が豊富で100g中18kcalと低カロリーなので、糖尿病やダイエット中の方にもお勧めです。

　シイタケを選ぶときは、カサの開き具合が6〜8割程度で肉厚なもの。軸は短めで太く、カサの裏側がきれいな白色のものを選びましょう。同じ大きさなら重みのあるものを選びましょう。カサが開き過ぎたり、茶色く変色したものは鮮度が落ちています。干ししいたけはしっかり乾燥していて、表面が茶褐色でカサの裏が淡黄色のものが良品です。

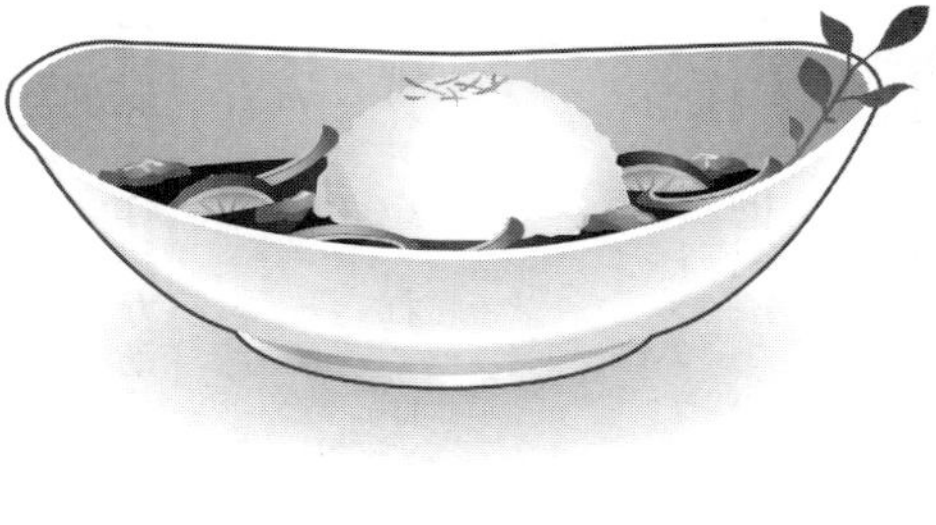

シイタケのポークストロガノフ

11　トマトとにんにくのガスパッチョ

トマトのリコピンと、にんにくのイオウ化合物アリシンに抗がん作用がある。

「ガスパッチョ」は、スペインのアンダルシア地方の冷製スープです。キュウリ、トマト、ピーマンなどの野菜を主に、ニンニク、オリーブ油、酢などを入れて作った冷たい飲み物で、飲むサラダとも言われます。

暑さの厳しい地方や夏に特に好まれます。

大航海時代に、スペイン人によってトマトが南米からヨーロッパに伝えられるまでは、トマト抜きでした。その後トマトがヨーロッパに伝えられ、19世紀になって一般的に使われるようになりました。

ガスパッチョの語源はラテン語の「カスパ」や、ヘブライ語の「ガザズ」と言われています。どちらも「かけら」や「バラバラにした」という意味ですが、起源はアラブで、スペインがアラブに支配されていた時代を感じさせる料理です。

ガスパッチョの食材のキュウリは、ウリ科キュウリ属のつる性1年草で、原産地はヒマラヤです。平安時代に日本に伝わっています。

キュウリの栄養成分では、アスコルビナーゼという酵素が他の食材に含まれるビタミンCの一部を破壊する作用があると言われていました。最近では、ビタミンCを破壊するのではなく、還元型のビタミンCから酸化型のビタミンCに変化するだけで、ビタミンCの摂取量が減るわけではないことが証明されました。

２０１０年、キュウリに脂肪分解酵素であるホスホリパーゼが含まれていることが発見されました。この酵素は、ダイエットにとても良い酵素です。

キュウリの頭部分には、ククルビタシンという苦味成分があります。その成分ががんを抑制してくれるとされています。

トマトは今やスーパーの主役野菜です。日本で栽培されているトマトは20種類ほどですが、世界では８０００種類ものトマトがあります。江戸時代に渡来していますすが、当時は観賞用でしかありませんでした。

トマトは栄養価として、水溶性食物繊維のペクチン、β－カロテン、リコピン、ビタミンCを多く含みます。

トマトで注目される栄養素は、リコピンです。リコピンは抗酸化力が強く、活性酸素を除去し、強力な抗酸化作用があり、動脈硬化を予防し、血液をサラサラにすると言われています。そのパワーは、ビタミンEの約１００倍、β－カロテンの2倍以上と言われます。

にんにくの栄養価で注目したいのはイオウ化合物のアリシンです。抗酸化作用や糖質の代謝に必要なビタミンB_1の吸収を高め、食欲増進や強壮効果、脂質の代謝を高め、がん予防効果

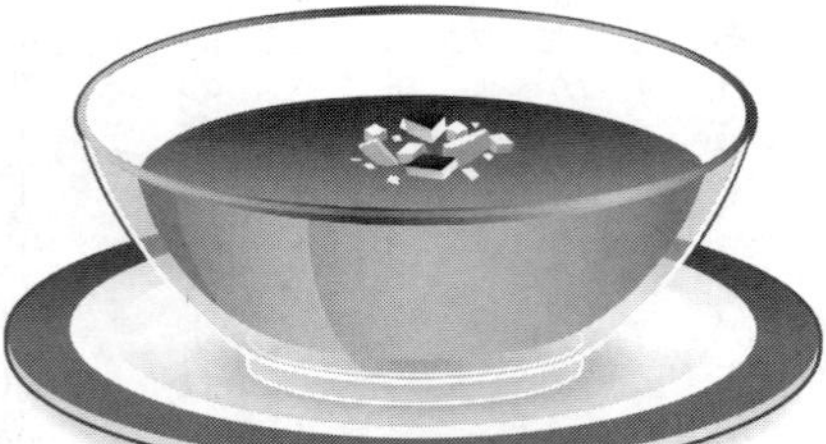

トマトとニンニクのガスパッチョ

があります。

12　ローズマリーのラムチョップ

ローズマリーのジテルペンにがん細胞の発育を抑える効果があり、ラム肉は脂肪の燃焼を促進する働きをする。

ラム肉にローズマリーを効《き》かせて、オリーブ油で焼いた「ラムチョップ」はなかなか美味です。

ローズマリーは、以前はあまり馴染みのなかった香味野菜ですが、スーパーでもよく見かけるようになりました。

地中海沿岸地方が原産地で、特にフランス、ユーゴスラビアの西海岸地方に広く分布する、シソ科に属する常緑性低木で、和名はマンネンロウ。

古代からローマやエジプトでは、万能薬として薬効が知られていました。

ヨーロッパでは、魔除け効果のある聖薬として人々に大切にされてきました。日本には、江戸時代に渡来しています。

香りの元となる精油成分が豊富で、抗菌作用のあるシネーオールや、活性酸素を除去するカルノシン酸が含まれます。さらに、テルペン類のジテルペンはがん細胞の発育を抑える働きがあります。

抗酸化作用があることから、「若返りのハーブ」とも呼ばれてきました。ロスマリン酸、フェノール、フラボノイド、タンニンなどが含まれていて、血管を強くし、強壮効果があるとされ、記憶力や集中力を高める働きもあります。

羊の肉は、ジンギスカンで知られていますが、味や匂いに癖があるとされます。しかし生後1年未満のラムと呼ばれる羊肉は、柔らかく癖がなく、食べやすい肉です。ラムは魚肉並みの低コレステロールです。ガーリックやオリーブ油で調理したラムチョップは、アメリカやオーストラリアで人気があります。

生後2年以上はマトンと言います。ラムに比べて独特な匂いがやや強くなりますが、ジンギスカンにすると美味です。年齢が進むに従って、赤身の色は深みが増してきます。

羊肉の栄養価は、タンパク質は必須アミノ酸を多く含み肉類の中でトップクラス。免疫力活性、スタミナや味覚に関わる亜鉛、骨や歯を丈夫にするカルシウム、ビタミンB群を豊富に含んでいます。

また、脂肪を燃焼する働きがあるカルニチンを多く含みます。

カルニチンが血液の中の血中中性脂肪の燃焼を促進し、大腸のポリープなどを予防します。ラムとマトンを比較すると、マトンは圧倒的にカルニチンが多くなります。

さらに、低コレステロールでビタミンB群が

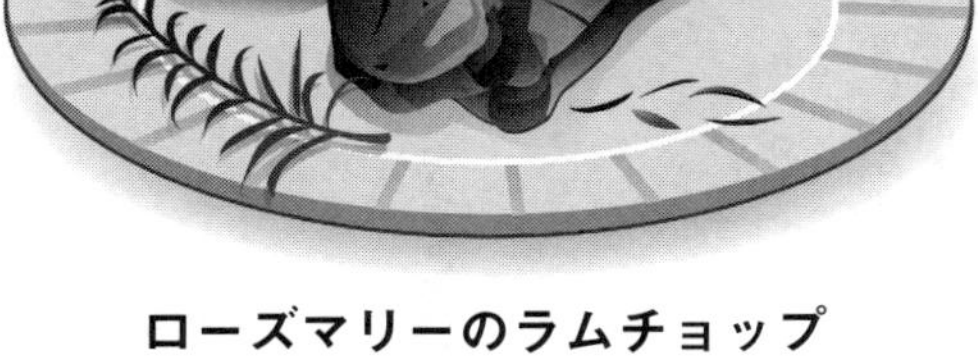

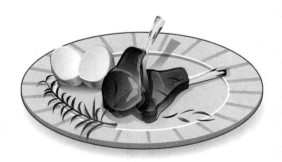

ローズマリーのラムチョップ

豊富です。ビタミンB群は疲労回復効果や美肌効果があります。貧血を予防する鉄分も豊富です。

羊肉は、脂肪を燃焼しダイエット効果があることで注目されています。

13 サーモンとアボカドの海苔巻き

サーモンの赤い色素のアスタキサンチンと、アボカドに豊富に含まれるビタミンEで、がん予防効果が期待できる。

アボカドとサーモン（鮭）の海苔《のり》巻きは、アメリカで人気の「カリフォルニアロール」で、日本でも寿司の定番になっています。

サーモンは、赤みを帯びた魚ですが、じつは白身魚なのです。身の赤い色素は、カロテノイドのアスタキサンチンで、赤いエビを餌として食べるせいです。

鮭はサケ科サケ属に分類される魚の総称です。日本各地の貝塚から鮭の骨が発見されていて、大昔から日本で食されていたようです。また、平安時代には、儀式に使う献上品として鮭が使われていたという記録が残っています。

良質なタンパク質、DHAとも呼ばれるドコサヘキサエン酸やEPAとも呼ばれるエイコサペンタエン酸などの不飽和脂肪酸、ビタミンB群、ビタミンD、ビタミンEなどとても栄養豊富な魚で、スーパーフードとも言われています。

鮭の真価はあのサーモンピンクの色のアスタキサンチンにあります。アスタキサンチンはβ-カロテンやリコピンなどと同じカロテノイドという色素物質です。アスタキサンチンはカロテノイドの中でも強い抗酸化作用があります。

アボカドは、クスノキ科ワニナシ属の常緑高木で、原産地はメキシコ高地と言われています。7千年以上前から栽培されており、13世紀ころのインカ王の墓から種が出土しています。

スペイン人が16世紀にインカとアステカを征服したときには、中南米で栽培されており、日本に入ってきたのは明治時代です。

脂肪が多く「森のバター」と言われ、その栄養価は、脂肪、ビタミンB_2、ナイアシン、葉酸、ビタミンE、食物繊維、カリウムが多く含まれます。

脂肪は不飽和脂肪酸なので皮下脂肪にはならず、血液中の悪玉コレステロール値を下げてくれます。ビタミンB_2、ナイアシンは美肌効果があり、カリウムは体内から余分なナトリウムを排出するので、高血圧予防にもなります。

14　ゴーヤチャンプルー

ゴーヤは「がんの予防」を通り越して、治療の効果があるとまで評されている。

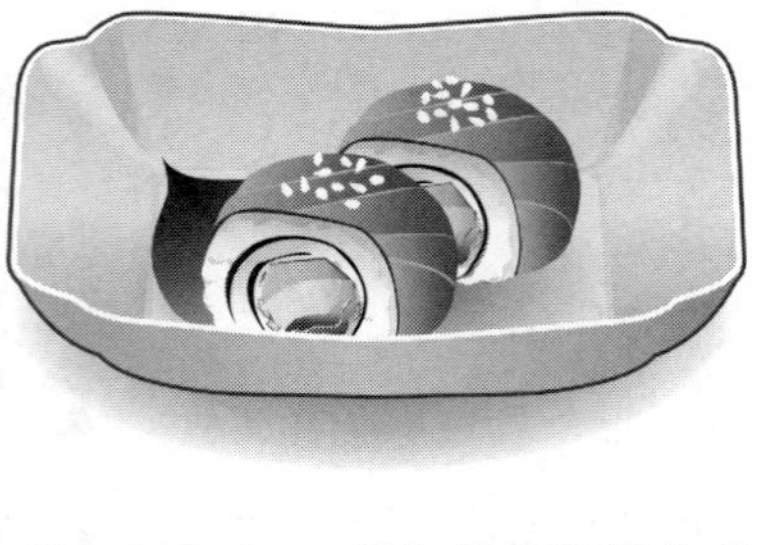

サーモンとアボカドの海苔巻き

豆腐の原料、大豆のイソフラボンにもがん予防の効果が。

沖縄料理の「ゴーヤチャンプルー」も郷土料理として広く知られるようになりました。見るからにスタミナがついて元気になりそうな料理です。

ゴーヤはウリ科ツルレイシ属の野菜で、和名はツルレイシあるいはニガウリと言います。原産地はインドを中心とする東南アジアで、中国には明代に伝わり、日本には江戸時代の慶長《けいちょう》年間に渡来してきたと言われています。

ゴーヤの栄養価は、β－カロテン、ビタミンCが多く、苦味成分はモモルディシンとチャランチン、コロコリン酸という成分です。この苦味成分に大きな健康効果があります。

ビタミンCは野菜の中でも、含有量が多いとされているトマトの5倍も含まれています。また、ゴーヤのビタミンCは熱に強いので、加熱してもほとんど失われないという栄養価の高い野菜です。

モモルディシンは、健胃作用で胃腸の粘膜を保護したり、胃液の分泌を促して食欲を増進させたりするため、夏バテ解消に効果的と言われています。

チャランチンは、血糖値を下げて安定させると言われています。人間の体内でインスリンと同じような働きをするため「植物インスリン」とも呼ばれています。また、コレステロール値も下げると言われます。

コロコリン酸も「植物インスリン」のうちの一つで、インスリンに似たタンパク質です。血糖値を安定させる効果があります。


豆腐は、これを精進料理として食していた僧侶や、多く摂っていた地方に長寿者が多いことから、長寿食と言われてきました。

昔から良質なタンパク源として知られ、最近では、健康管理に有効な数々の特効成分を含むことでも話題になっています。

豆腐の栄養価は、タンパク質、脂肪と、少量の炭水化物です。

原料の大豆を加熱し、搾った豆乳をほぼ全部凝固させたものですので、搾った後のおからになった部分以外の大豆の成分は、ほとんど豆腐に含まれています。

豆乳に溶けた微量成分も、凝固剤によって豆腐に抱き込まれ、フラボノイドの一種の「イソフラボン」という成分のがん予防効果が注目されています。

動物の発ガン研究で、大豆に含まれるゲニステインというイソフラボンが、乳がんや前立腺がんや大腸がんの発生を予防する効果が報告されています。

15　オクラ納豆

オクラのネバネバ成分と納豆のイソフラボンに大腸がんの予防効果が。

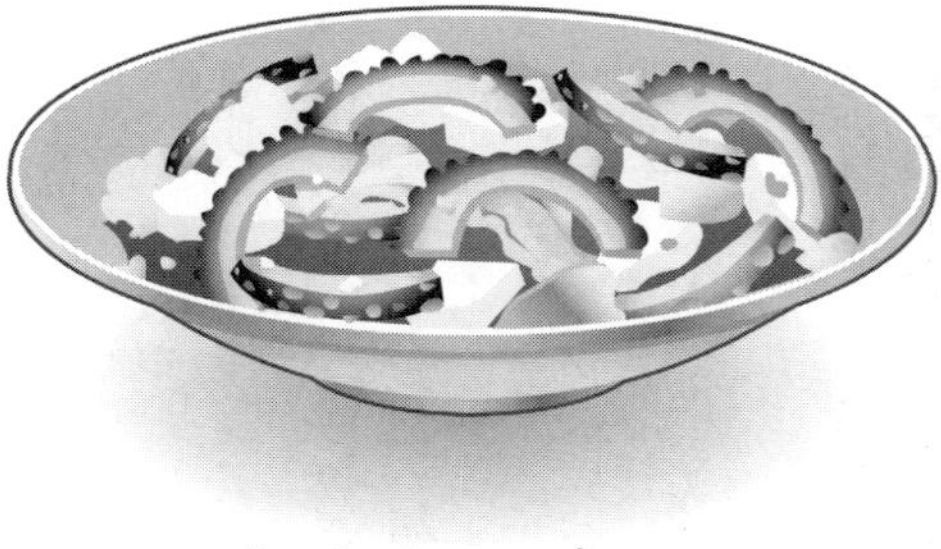

ゴーヤチャンプルー

オクラに納豆を混ぜた「オクラ納豆」は、とても簡単で、健康に良い食べ合わせです。

夏野菜のオクラはネバネバ食品の代表です。フィリピンなどではソーセージなどと一緒にスープとして食べられたりもします。

日本のオクラは、5~6センチの長さのものが売られていますが、東南アジアの市場では、30センチくらいのものが売られています。アメリカ南部では、1センチくらいに切ってフライにしたものが、カントリースタイルのレストランでビールと一緒に食べられています。

オクラは、アオイ科トロロアオイ属の野菜で、ネバネバして糸を引くことから「青納豆」とも呼ばれ、女性の指にたとえられて「レディフィンガー」という洒落《しゃれ》た名前も付いています。

原産地は東北アフリカで、ナイル川からエチオピアにかけての地域で、エジプトでは古くからモロヘイヤとともに食べられ、紀元前2世紀から栽培されていたと言われます。日本へは江戸時代の終わりころに伝わっていますが、食べられるようになったのは1960年ころからです。

オクラの栄養価は、β-カロテン、ビタミンB_1、ビタミンC、ビタミンE、カルシウム、鉄、食物繊維などです。ネバネバの成分は、ペクチン、ムチンなどで、がん予防効果があります。

ペクチンは、血糖値の上昇を抑え、糖尿病の予防や整腸作用があり、便秘の改善に効果があります。ムチンは、タンパク質の吸収を助け、コレステロールの吸収を抑えてくれます。ネバネバは胃壁を守る働きがあります。

ネバネバの効果を生かすには、生で小口切りにして食べるのがお勧めです。切り口が星形で、見た目も綺麗です。

納豆の発祥には諸説ありますが、よく知られているのは、平安時代後期の武将源《みなもとの》義家《よしいえ》の逸話です。

「後三年の役」で奥州に出陣した際、戦いが長引いてしまったため、馬の飼料が不足した義家は、急きょ農民たちに飼料として大豆を差し出すように命令しました。農民たちが藁《わら》に詰めて差し出した煮豆が数日後、糸を引いていたそうです。

この煮豆は食べてみると美味しかったことで、以来兵士たちの食料にすることになります。これが農民たちにも知られ、食べられるようになったということです。

納豆の栄養価は、タンパク質、ビタミンB_2、ビタミンB_6、ビタミンE、カルシウム、マグネシウム、鉄、イソフラボンで、食物繊維もたっぷりと含んでいます。

タンパク質は筋肉を作り、スタミナがつき、ビタミンB_2、ビタミンB_6は、タンパク質の代謝を促進するので美肌効果があります。

ビタミンEはアンチエイジング効果がありま

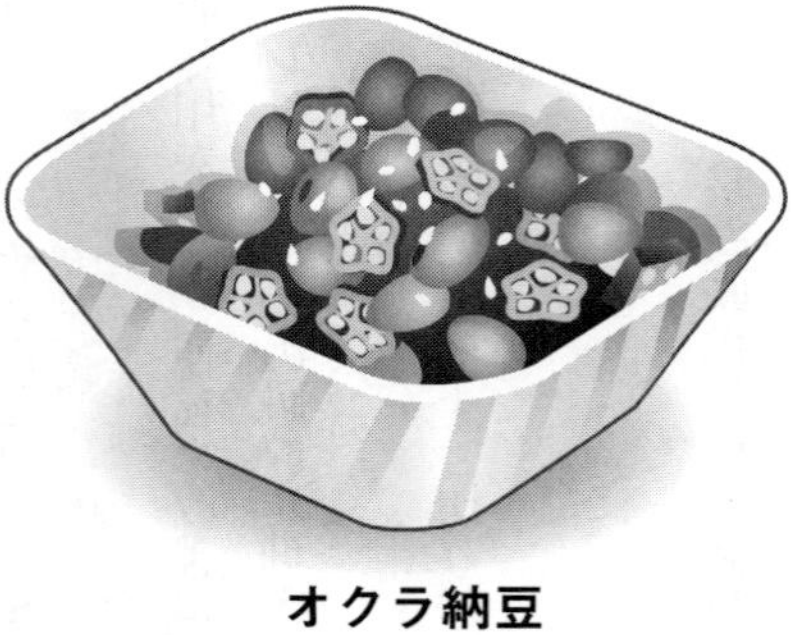

オクラ納豆

す。カルシウムは骨や歯の健康を守り、マグネシウムはカルシウムの働きを助けます。

鉄は貧血予防効果があります。イソフラボンには女性ホルモンに対する働きがあるほかに、大腸がん予防効果があります。食物繊維には整腸作用があり、便秘に効果的です。

16 イカスミのヘルシーパエリア

トマト、たまねぎ、まいたけとイカスミのムコ多糖にがん予防効果が。

がん予防効果のある食材を使った美味しい「パエリア」をご紹介。

「トマトが赤くなると医者が青くなる」と言われているほど、トマトにはリコピンやβ－カロテンやルチンが含まれていています。

このリコピンは、老化の原因と言われている活性酸素を退治してくれる物質で、熱にも強く、ジュースやソースにすると体内への吸収がアップします。

リコピンは抗がん作用があるということで話題にもなりました。

β-カロテンは、ビタミンAの作用をするという働きのほかに、有害な活性酸素から体を守る抗酸化作用や、免疫を増強する働きがあることがわかってきています。

β-カロテンを十分に摂取することによって、心疾患やある種のがんのリスクが低減することも示されています。


たまねぎは、消化器の免疫を高め、食道がん、胃がん、大腸がんを予防すると言われています。

日ごろお料理をされている方は、経験されていることと思いますが、涙が出るあの強烈な刺激臭の原因は、アリルプロピオンという物質です。この物質は発がん物質を抑制すると言われます。「硫化アリル」は、たまねぎの発がん物質を無毒化します。

さらに、活性酸素を取り除くという2つのがん予防効果を発揮します。

まいたけは、多糖類であるβ－グルカンが多く含まれています。マウスの実験結果により、制がん効果が他のきのこよりも多く含まれることがわかりました。免疫力を高めてくれる効果を持っています。食物繊維と同じ働きをするので、大腸がんの予防にも効果があると言われています。

いかはパエリアには欠かせない食材ですが、ここでは、最近注目のイカスミを使った「パエリア」をご紹介いたしましょう。

いかは中国でまとめられた医学書『本草拾遺《ほんぞうしゅうい》』に、〝血液によく心臓の動悸《どうき》や痛みを和《やわ》らげる〟とか、〝婦人の子宮出血に効果がある〟と記載されており、実際に治療にも用いられていたのです。イカスミにも薬効があることは古くから知られていました。

富山県の有名な特産品に、イカの塩辛にイカスミを使った〝墨づくり〟があります。

イカのイカスミに抗がん作用が発見されました。そこで青森県産業技術開発センターは、捨てられるイカの内臓をなんとかできないものかと考え、調べているうち、イカスミに新しいタイプのムコ多糖を発見したのです。

ムコ多糖は糖質の一種ですが、イカスミから見つかったのはムコ多糖を含む複合糖質で、ムコ多糖・ペプチド複合体と呼ばれるものでした。そこで、この物質を詳しく調べてみたところ、がん予防に効果があることがわかったのです。

17 ミネストローネ

人参のβ－カロテン、キャベツのビタミンなどは抗がん性が高い

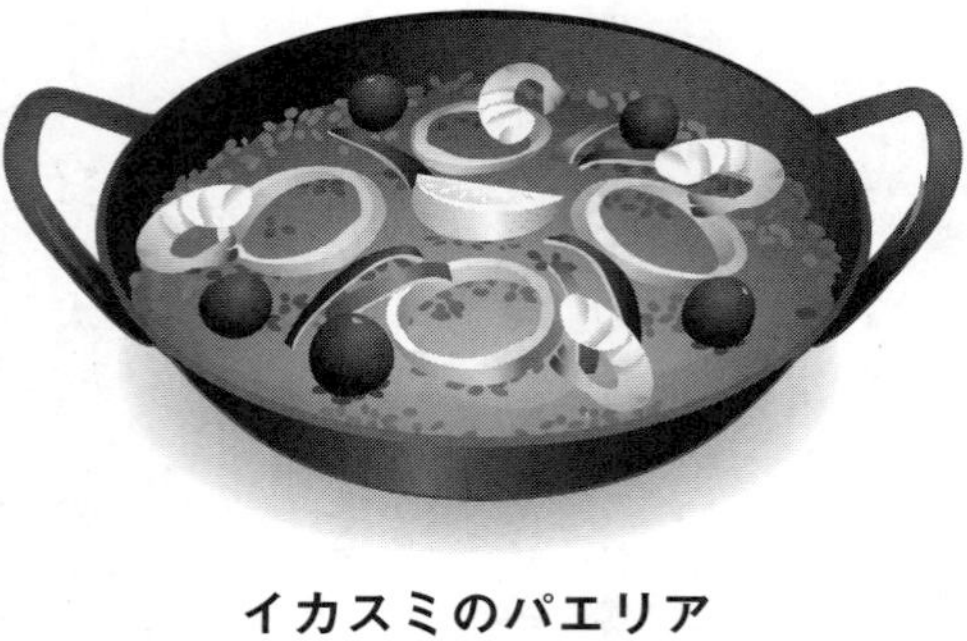

イカスミのパエリア

ミネストローネの人参とキャベツのがん予防効果についてご紹介します。

人参はアメリカがん研究所で発表している「デザイナーズ・ピラミッド」でも4番目に紹介されている緑黄色野菜の代表のです。ビタミンCも含まれますが、主成分はβ－カロテンです。

β－カロテンとは、緑黄色野菜を中心に、野菜全般に含まれる赤橙色の色素のことを言います。主に小腸から吸収され、必要に応じて体内でビタミンAに変化します。体内ではβ－カロテン自身の働き、ビタミンAとしての働き、他のビタミンの効果を促進する働きがあります。

β－カロテンは高い抗酸化作用をもちます。加齢による様々な症状は、体内に蓄積された活性酸素が細胞に損傷を与えることで発生します。

身体の老化と体内の酸化は深く関わっており、β－カロテンの抗酸化作用によって活性酸素の影響を抑えることで、身体全体の老化現象を食い止めたり、がん予防効果が得られます。

ビタミンAは過剰摂取によって身体に悪影響が出ることが知られており、推奨摂取量の上限と下限が定められています。

しかしβ－カロテンは体内に蓄積された後必要に応じてビタミンAに変換されるため、β－カロテンそのものの過剰摂取を気にする必要はありません。

β－カロテンは熱にも水にも強い脂溶性の栄養素です。加熱調理しても栄養価は失われず、むしろ体内に吸収されやすくなります。生のまま食べても吸収効率は悪いので、煮る・茹でるなどおいしく調理して食べましょう。

人参は、油で炒めることで、含有量の50～70％のβ－カロテンが吸収されるようになります。

キャベツは、淡色野菜です。見た目は、あまり

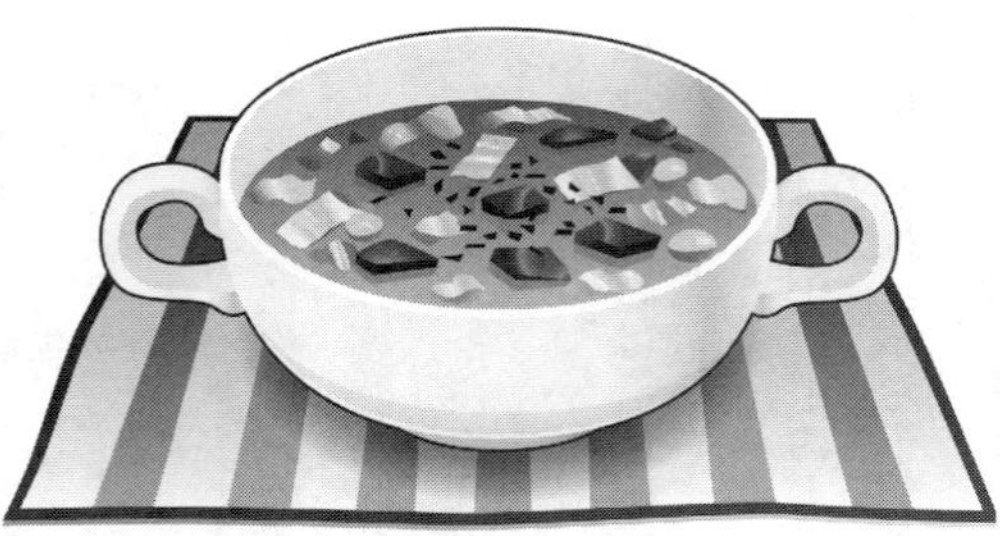

ミネストローネ

栄養のない野菜のように見えますが、実はなかなかの優れものなのです。

風邪に良いということで知られていましたが、アメリカにあるがん研究所の研究結果によりますと、その効果は風邪のみならず、がんにも効果的であるということがわかりました。

キャベツにはビタミンCが豊富なのです。芯にもビタミンCがたっぷりと含まれています。ビタミンCは抗酸化効果が高いのです。食べることでがん予防が期待できるスルフォラファンも、キャベツに含まれています。

18　ワカメとキュウリの酢の物

わかめの不溶性食物繊維、キュウリの苦み成分に便秘解消、大腸がん予防効果が

わかめといえば、ダイエット食のイメージがあります。やはり低脂肪・低カロリー食材です。

わかめは味噌汁の食材の代表で、最も多く飲まれている具材の一つです。それなのに、意外とみなさんの意識にないのがわかめではないでしょうか。しかし、実際はその地味な存在ながら、健康には大いなる効果を発揮しているのです。

わかめと言えば、髪の毛に良いという話はよく聞きます。

わかめの栄養素は、ビタミンA、ビタミンC、葉酸などのビタミンB群を含み、カルシウム、カリウム、マグネシウム、ヨウ素のミネラルを含みます。

ヌルヌルしていますが、その正体はアルギン酸という水溶性食物繊維です。アルギン酸には体内でほかの塩分と結合して、塩分を体外に排出する働きがあります。つまり体内のナトリウムが減り、高血圧を抑えてくれるのです。また、丈夫な骨や歯を作るのに重要な働きをするカルシウムも多く含まれます。

わかめは不溶性食物繊維も豊富です。不溶性食物繊維のセルロースは水に溶けません。その代わりにセルロースは水を含んで膨らみ、便を柔らかくしてくれます。そのまま大腸に運ばれるので、腸のぜん動運動も活発にしてくれて、便秘が解消します。

便秘が解消ということは、腸内での発がん物質の生成がされにくいことで、結果的に大腸ガン予防効果が期待できることになります。

キュウリと言えば野菜サラダでも主役にはならず、脇役の存在です。サラダでの役割といえば、せいぜい歯触りくらいのものです。

これといった味の特徴もないし、ほとんどが水分だから栄養もない。逆に身体を冷やすだけでマイナスの食材、という風に言われたりもします。

ところが、このキュウリにがんを予防効果があり、健康によいことがわかったのです。

注目したいのは、今まで捨てられることが多

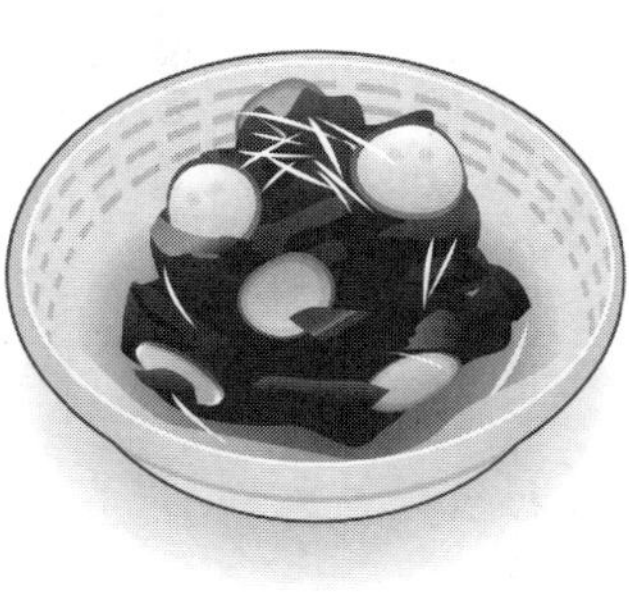

わかめとキュウリの酢の物

かったヘタ部分です。このヘタにある苦み成分であるククルビタシンは、抗がん効果があり、がんの予防をしてくれるだけでなく、コレステロール減少作用もあります。

19 ぬか漬けとお茶漬け

発酵食品、ぬか漬けの乳酸菌が大腸まで届き、腸内環境を改善し、がん予防やアンチエイジング効果が。

発酵食品の「ぬか漬け」には、腸内で活躍するたくさんの乳酸菌がいます。

腸は、人の体の免疫システム全体の70％が集中している「第二の脳」と言われています。

腸内に入ってきた物質を良いか悪いか判断してそれをパターン化して記憶します。またさまざまなホルモン（ペプチド性ホルモン＝脳内ペプチド）を生産します。多くの血管や神経が集まっている腸の状態は全身に影響します。

毎日3，000〜4，000個発生すると言われているがん細胞は、ほとんどが腸内の粘膜から生じると言われています。

そのような病原菌や有害菌などの外敵を素早く感知し、攻撃排除するため、最大の免疫器官の腸の免疫細胞が24時間365日、常に腸を守り続けなければなりません。

そしてこの腸内の免疫と腸内細菌は密接な関係をもっています。

腸内細菌を健常な状態に維持することは、健康を維持していく上でも、がんの予防やアンチエイジングなどに役立つ上でも大変重要な問題です。

そのためには善玉菌である乳酸菌をできるだけ多くし、日々腸内細菌のバランスを整える必要があり、乳酸菌をたっぷり摂れるぬか漬けは、理想的な食材と言えます。

しかもぬか漬けの乳酸菌はヨーグルトなどの動物性の乳酸菌と違い、植物性の乳酸菌です。

植物性乳酸菌の特徴は、他の細菌と共存することにより胆汁や胃酸などの影響を受けにくいため、小腸だけでなく大腸まで届きやすくなることです。大腸まで、乳酸菌が届くことで、腸内環境が改善されます。

「お茶漬け」のがん予防効果としては、緑茶の効果が期待できます。

人口10万人以上の市区町村の中で、がんによる死亡率が日本一低く、高齢者の医療費も全国平均と比べて20％以上も低い、静岡県掛川市が、ＮＨＫ「ためしてガッテン」で紹介されました。

その秘密の鍵を握っていたのが掛川市の特産品の「緑茶」だそうです。

この放送によれば、全国15位以内に含まれていた静岡県の藤枝市や磐田市、浜松市、埼玉県の所沢市、三重県の津市や鈴鹿市、鹿児島県の鹿屋市は緑茶の生産地です。

日常使いのお茶は、日光をたっぷりと浴びさ

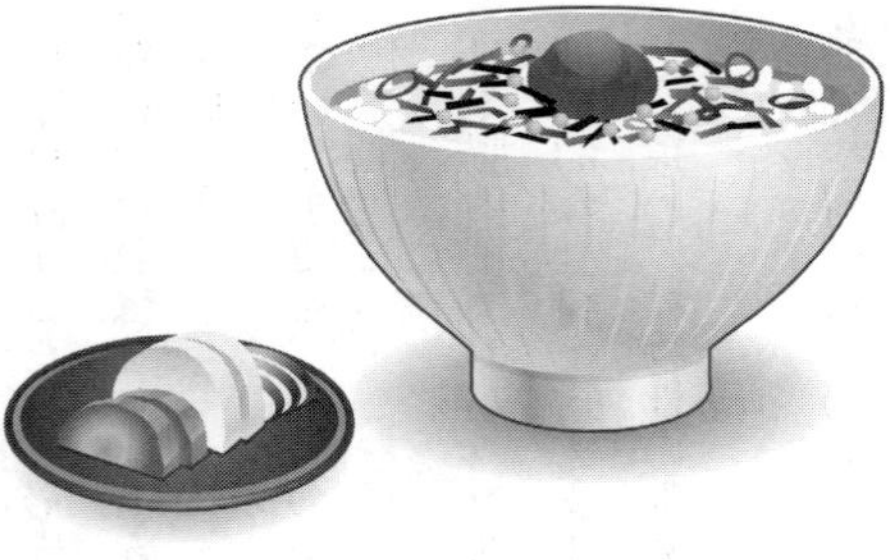

ぬか漬けとお茶漬け

せて栽培します。

玉露など高級茶の栽培では、うま味成分「テアニン」を増やすため、できるだけ日光を浴びさせずに栽培されることが多いといいます。しかしテアニンは日光を浴びると、健康効果の高いカテキンへと変化します。

緑茶のがん予防効果については、効果ありという研究と、効果なしという研究があり、まだはっきりしていません。ただし、お茶をたくさん飲む掛川市でがん死亡率が日本一低いことは事実です。

20　キウイとオリーブオイルのフルーツサラダ

キウイは栄養素が豊富。
オリーブオイルのオレオカンタールで
がん予防効果を期待。

「キウイフルーツとオリーブオイル・ドレッシングのサラダ」のがん予防効果をご紹介します。

キウイの原産地は、中国の揚子江沿岸と言われています。やがてニュージランドでも栽培されるようになり、国鳥のキウイに似ていることから命名されました。

このキウイフルフルーツは、がん予防に最も効果がある果物と言われています。

糖質と食物繊維とビタミンCや葉酸が豊富ですが、体に必要な栄養素が豊富に含まれている万能フルーツで、がん予防作用があると言われ、食事の後に食べると効果的です。

それぞれの栄養素の含有量は高く、他の果物にはない、優れた栄養バランスをもったマルチサプリメント・フルーツです。さらにグルタチオンを含みますので、肝臓がん、肺がん、皮膚がん、前立腺がんなど、がん細胞遺伝子変異誘発を抑制して、予防効果があります。

水溶性食物繊維を多く含みますので、食べ過ぎると下痢をする場合もあります。

タンパク質を分解するアクチニジンス（プロテアーゼ）という酵素が含まれているので、肉料理の付け合わせとして添えられます。

ドレッシングのオリーブオイルと、がん予防効果について。

オリーブの果実を搾って濾過《ろか》しただけの、一切化学処理をしないものを「エキストラバージンオリーブオイル」と言います。

オリーブオイルには、認知症、心筋梗塞、肥満の予防など、体に良いさまざまな効果があると、これまでに報告されています。

エキストラバージンオリーブオイルに含まれる「オレオカンタール」は、その効果をもたらすひとつ。これはポリフェノールの1種で、かすかにピリッと感じる風味を与えています。

米国ニューヨーク市立大学ハンター校を中心とした研究グループのオレオカンタールのがんに対する効果についての報告に、次のようなものがあります。

研究グループは、シャーレの中で培養した何種類かの人間のがん細胞に、オレオカンタールを加えてその効果を観察しました。

加えて30分後には、すべての種類のがん細胞が死滅したそうです。

一方で、人間の正常な細胞にオレオカンタールを加えた場合、細胞の増え方は遅くなったものの、死ぬことはなかったそうです。

つまり、エキストラバージンオリーブオイルに含まれるオレオカンタールは、がん細胞のみやっつける効果があることがわかったのです。

がん予防効果を期待するのであれば、エキストラバージンオリーブオイルを使うようにしましょう。

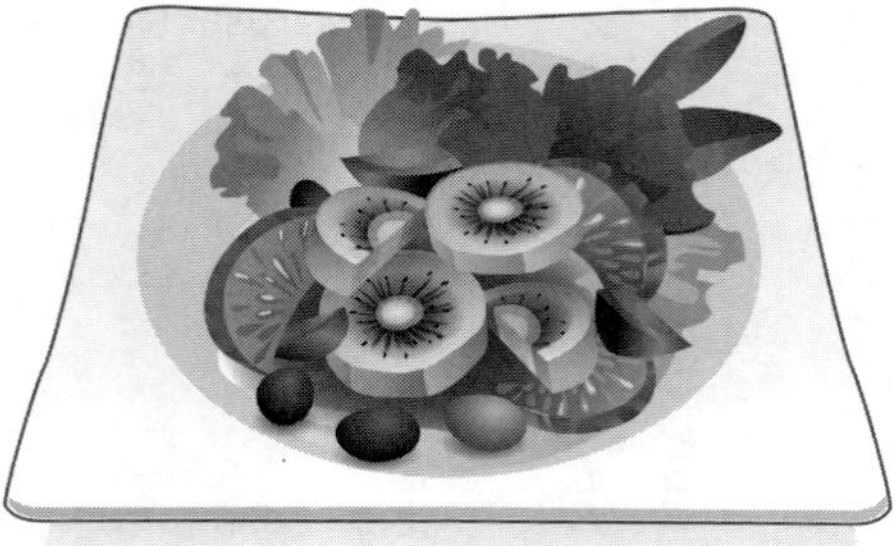

キウイとオリーブオイルのフルーツサラダ

切りとり線

★読者のみなさまにお願い

この本をお読みになって、どんな感想をお持ちでしょうか。祥伝社のホームページから書評をお送りいただけたら、ありがたく存じます。今後の企画の参考にさせていただきます。また、次ページの原稿用紙を切り取り、左記まで郵送していただいても結構です。

お寄せいただいた書評は、ご了解のうえ新聞・雑誌などを通じて紹介させていただくこともあります。採用の場合は、特製図書カードを差しあげます。

なお、ご記入いただいたお名前、ご住所、ご連絡先等は、書評紹介の事前了解、謝礼のお届け以外の目的で利用することはありません。また、それらの情報を6カ月を越えて保管することもありません。

〒101-8701（お手紙は郵便番号だけで届きます）
祥伝社新書編集部
電話03（3265）2310
祥伝社ホームページ　http://www.shodensha.co.jp/bookreview/

★本書の購買動機（新聞名か雑誌名、あるいは○をつけてください）

＿＿＿＿新聞の広告を見て	＿＿＿＿誌の広告を見て	＿＿＿＿新聞の書評を見て	＿＿＿＿誌の書評を見て	書店で見かけて	知人のすすめで

★100字書評……この「食べ合わせ」が、がんにならない

名前

住所

年齢

職業

白鳥早奈英　しらとり・さなえ

帝京平成大学大学院を卒業後、東京農業大学、米国ジョージア州立大学などで栄養学を学ぶ。米国エモリー大学講師、バークレー科学大学大学院客員研究員。1982年に日本で初めて栄養学的な側面から「食べ合わせ」を提唱。テレビのコメンテーターなどで幅広く活躍する。『もっとからだにおいしい野菜の便利帳』『やってはいけない「食べ合わせ」』など著書多数。

この「食《た》べ合《あ》わせ」が、がんにならない

白鳥《しらとり》早《さ》奈《な》英《え》

2017年1月10日　初版第1刷発行

発行者……………辻 浩明
発行所……………祥伝社しょうでんしゃ
〒101-8701　東京都千代田区神田神保町3-3
電話　03(3265)2081(販売部)
電話　03(3265)2310(編集部)
電話　03(3265)3622(業務部)
ホームページ　http://www.shodensha.co.jp/

装丁者……………盛川和洋
印刷所……………萩原印刷
製本所……………ナショナル製本

Printed in Japan　ISBN978-4-396-11494-7　C0247